見た目でわかる！
うつになる人ならない人

BTU代表
美野田啓二

青春出版社

はじめに

「うつ病」または「うつ状態」と診断される人が昨今増えています。国の調査によると、100万人ともいわれ（2011年患者調査）、いまや大きな社会問題にもなっています。

本人も気づかないうちに、心身にストレスをため込み、「家から一歩も外に出られない（仕事に行けない）」「病的に体がだるい」「理由もなく気分が落ち込み、死にたい気分になる」……こうしたひどい症状が出てきて初めて病院を受診する。でも、いったん「うつ」になると、回復に時間がかかります。軽症でも「月単位」、重症ですと「年単位」。しかも、良くなったり悪くなったりを繰り返しながらの地道な治療が必要です。

では、もっと早く自分や大切な家族の「心のサイン」に気づく方法はないのでしょうか。「〝うつ〟になりやすい人」をひと目で見分けることはできないのでしょうか。そもそも、よくいわれるように、「ストレスは目に見えないもの」なのでしょうか。

・ストレスは意外なところに表れ、目に見えるもの！
・うつ度（＝脳の疲労度）は「見た目」でわかる

これが長年、脳と心身のストレスの関係について研究、科学的検証を重ね、脳から元気になるストレスケア法を2万人以上に指導してきた私の結論です。

「見た目ではわかりにくいといわれている〝うつ〟が、見た目でわかるの？」

そんな半信半疑な方のために、ここでは、一つだけ例を挙げましょう。

あなた（または、家族）の靴下を何足か見てください。靴下のどこの部分がすり減っていますか？

親指の部分がすり減っている人なら大丈夫、心配ありません。

かかとの部分がすり減っている人は要注意。脳に疲労がたまっているかもしれません。

詳しい説明は後にしますが、うつは「心の問題」ではなく、「脳の問題」です。ストレスがたまると脳の脳幹部が疲労することがわかっています。そして、脳が疲労してくると、歩き方に変化が起きて、靴下のかかと部分がすり切れるようになるのです。

事実、かつて「うつ病」と診断された50代女性が、こんな話をしてくれました。

「そういえば、昔（うつ病だったころ）は靴下のかかとだけすっぽり破れていました」

彼女は私が代表を務めるスクールＢＴＵ（バランスセラピー univ.）の生徒です。

本書で紹介するストレスケア法、とくに、身体にアプローチして脳疲労をとるリラクセーション・スキル「ホメオストレッチ」を学び実践するうちに、うつ病を克服。「今は、かかとが破れなくなりました」と言います。

1章では、偏見ではなく、科学的検証に基づいた「うつになりやすい人」の見分け方

2章では、「心のバランス」の崩れが「体のバランス」からわかるメカニズム

3章では、1日10分で脳からストレスが軽減する「ホメオストレッチ」実践のすべて

4章では、ホメオストレッチで心身はもちろん、人生まで変わった実例

をご紹介します。

この本をきっかけに、多くの人が、本人も周囲も気づきにくい「うつ度（脳の疲労）」をチェックして病を未然に防ぎ、心と体と脳のバランスを取り戻すことで、幸福で健康な人生を手に入れていただければ幸いです。

目次……見た目でわかる！ うつになる人 ならない人

はじめに 3

1章 「うつ度」は見た目でわかる！

「心のバランス」の崩れを「体のバランス」から見抜く10の方法

「うつになりやすい人」の身体に共通点があった！ 14
1 靴下のかかと部分がすり減っていませんか？ 17
2 目を閉じて足踏みをすると、どれだけ移動しますか？ 19
3 左右の脚の長さは同じですか？ 22
4 腕の筋肉が緊張していませんか？ 25
5 2つの体重計にのると、同じ値を示しますか？ 28

6 両脚を曲げると、上体が動きませんか？ 31
7 物につまずいたり、人にぶつかったりしませんか？ 33
8 食べ物をこぼしませんか？ 35
9 ほおづえをついていませんか？ 36
10 歩幅が狭くなっていませんか？ 37
自分でわかる「うつ度」チェック表 38

2章 なぜ、この方法で「見えないストレス」を見抜き、取りさることができるのか

「抗重力筋」刺激が脳に効く秘密

「体のバランス」と「心のバランス」の重大関係 44
ある朝突然、仕事に行けなくなる理由 49
ストレスを感じると、筋肉が緊張し「体のバランス」が崩れるメカニズム 51

検査不要！　心の状態がひと目でわかる　54
「その場で足踏みをしたつもりで前に進んでしまう子」が危ないワケ　57
折れない心をつくるカギ！「抗重力筋」とは　60
抗重力筋は「脳」と深い関係があった　62
抗重力筋を鍛えないと、思考力が落ちてくる不思議　66
うつの正体「脳疲労」解消に一番効果的な方法　69
科学的実証！「ホメオストレッチ」のすごい効果　71

3章 実践！　驚くほど脳が元気になる「ホメオストレッチ」

1日10分ですっきり！　ラクになる！

ホメオストレッチを始めよう　82
効果実感！　お試しＡＢＣ　85

朝、交感神経を活性化！　めざめのコース　89
寝る前に、副交感神経を活性化！　やすらぎのコース　95
たった1分で心を落ち着かせる瞑想ホメオストレッチ　100
症状別　イヤなことを忘れたいときは副腎ホメオストレッチ　104
症状別　怒りと落ち込みが消えていく表情筋ホメオストレッチ　107
症状別　つらい肩こりと腰痛に効く肩・腰ホメオストレッチ　109
症状別　「目が疲れた」と感じたら眼球ホメオストレッチ　114
症状別　不眠症に足指回しホメオストレッチ　117
2人で行うプチホメオストレッチ　119
全身の抗重力筋から脳中枢に働きかける本格コース　123

4章 「脳のバランス」を回復すれば、人生は変わる！

人間関係、教育、能力開発、病、運…すべてに奇跡が起こる

慢性疾患、事故、人間関係…「トラブル続き」だった私の人生の大転機　134
大火傷の重傷から「奇跡の回復」をした理由　136
誰もが短期間で生理学的な「瞑想状態」をつくりだせる　139
いじめ、不登校、キレる…子どもたちの「危機」を救う　142
「死にたい」…閉ざされた少年の心がひらいた瞬間　145
「少年院を出たら、お母さんにホメオストレッチをしてあげる」　148
ホメオストレッチで人生が大きく変わった7つの体験談　151

おわりに　あなたを変える「バランスセラピー」のすすめ　164

カバーイラスト／大塚砂織
本文イラスト／池田須香子
本文デザイン／浦郷和美（Dir. マッドハウス）
編集協力／二村高史

1章

「うつ度」は見た目でわかる!

「心のバランス」の崩れを「体のバランス」から見抜く10の方法

「うつになりやすい人」の身体に共通点があった！

「うつ病はまじめな人がなりやすい」とよくいわれます。

本当でしょうか。

私はそうではないと考えています。たしかに、物事をまじめに突きつめすぎる人は、ストレスをため込んでしまって、うつ病になる可能性は高いかもしれません。しかし、だからといって、まじめな人が全員うつ病になるわけではありません。むしろ、いつも明るくほがらかだった人が、じつは心身に大きなストレスを抱えていて、急にうつ病を発症する事例も少なくありません。性格だけで判断するのは危険なのです。

うつ病の原因として、脳内の神経伝達物質であるセロトニンの量が問題だとする説もありますが、それだけが原因ではないことも最近ではわかってきました。

では、「うつ病になりやすいかどうか」を判断する手立てはないのでしょうか？

そこで私が注目したのは、体のバランスでした。現在の仕事を私が始めてから、約30年が経ちます。その間、2万人以上と面談を重ねてきました。その中で、心を病んだ人やうつ病の人の共通点が見えてきました。

うつになりやすい人は、体の筋肉のバランスが乱れているのです。そして、うつの度合いが高まるにつれて、その程度が強くなっていくこともわかりました。

ですから、「うつのなりやすさ」や「うつ度」は見た目でかなりのことがわかるのです。これは大きな「発見」でした。なぜなら、これまでうつ病の診断は、専門医でも簡単ではなかったからです。ましてや、まだうつ病にまで進行していない段階で、うつ病になる可能性が高いかどうかというのは、ほとんど判断ができませんでした。

しかし、うつ病発症までの重大な問題点は、ストレスがかかっていることに、周囲はもちろん、本人すら気づかないことにあるのです。

しかし、見た目で誰もが判断がつけば、うつ病にまで進行するのを未然に防ぐことが可能になります。家族や同僚など、周囲の人がそれとわかれば、それ以上頑張らせないようにブレーキをかければいいわけです。もちろん、本人が自分自身で確認することもできますから、「頑張りすぎたかな。少しゆったりすることにしよう」ということができるのです。

その段階ならば、元に戻るのも難しくありません。ところが、そうした外見に表れたサインを見落としてしまうと、本格的なうつ病にまで進行してしまいます。そうなってしまったら大変です。治療には時間がかかりますし、会社も休まなくてはなりません。時間的にも金銭的にも大きな無駄になってしまいます。それでいて、完治が難しいという厄介な事態に陥ってしまうのです。

● ○ ●

それでは、ここであなたの「うつ度」を測ってみましょう。次から始まる1～10に示したチェックを実際に行ってみて、その結果を1つずつ記録してみてください。そして、10のチェック（2はチェック項目が2つあるので、チェック項目の総数は11です）が終わったら、最後の点数表で点数をつけてみます。

1 靴下のかかと部分がすり減っていませんか？

うつ度が一目でわかるのは、靴下のすり減り方です。健康な人とストレスがたまっている人とでは、すり減る場所が違います。

はき古した靴下を何足か並べてみて、どこがすり減っているか、よく見てください。かかとのあたりが集中して減っているとしたら、かなりストレスがたまっている証拠です。

健康な人は、歩いているときに重心がかかとに50％、親指に25％、親指以外の4本の指に25％かかっています。指先とかかとの部分にかかる力は、それほど大きくは異なりません。

ところが、ストレスがたまっている人は筋肉のバランスが崩れて、後ろに重心がかかってくるのです。そのために、靴下のかかと部分がすり減ることが多いのです。とくに、最近になって、かかとの部分によく穴があくようになったら要注意です。

Check 1 靴下のすり減り

靴下のかかとの部分をチェック。つま先の部分とすり減り方を比較する。ただし、靴下１足で判断するのではなく、何足かを見て判断してください。

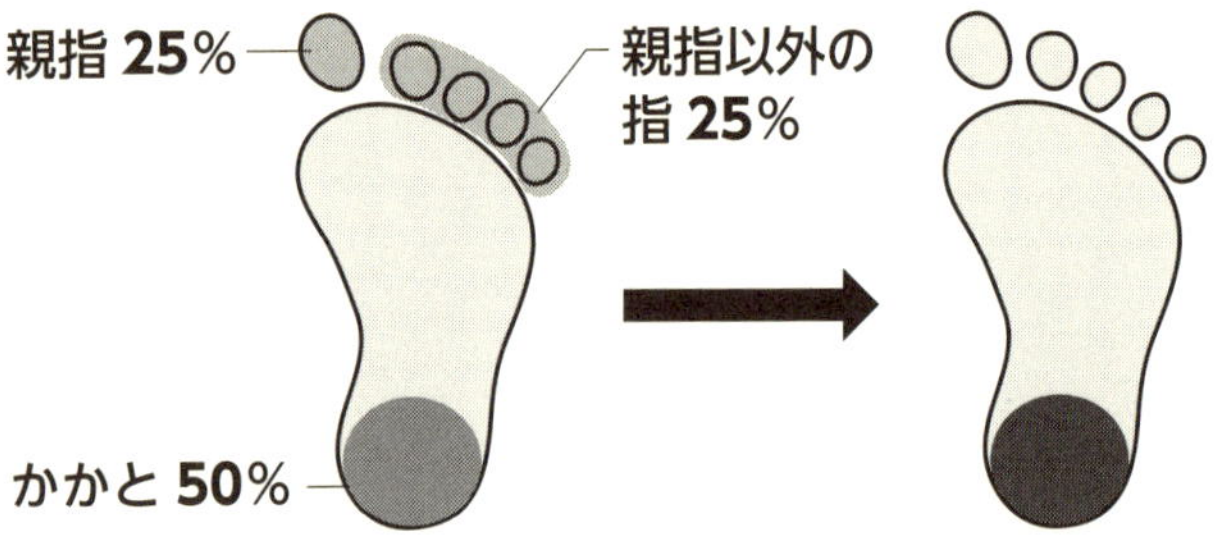

結果

すり減っていない □
どちらかというと、すり減っている □
集中してすり減っている □

元気な人は重心が足裏の中央、つまり親指の付け根に 25%、その他の指の付け根に 25%、かかとに 50% かかっている。ところが脳疲労がたまると歩き方が変化して重心バランスが崩れ、かかと側に傾いてしまう。だから、靴下のかかと部分がすり切れるようになる。

2 目を閉じて足踏みをすると、どれだけ移動しますか？

素足になってしっかり目を閉じ、その場で足踏みを100歩します。そして、足踏みする前とした後で、向きと位置をチェックします。

すると、本人は動いていないつもりでも、左右に回転していたり、前方に移動していたりします。その差が大きい人ほど、ストレスの蓄積も大きいと考えられます。左右の回転でいうと、65歳以下の場合、45度までの回転なら正常。90度以上では異常といわれます。

ただし、加齢による老化によっても、回転が大きくなってきます。高齢者の場合は、180度以内なら正常です。

また、前方に進むことがありますが、これは1メートル未満ならば正常です。高齢者の場合は2メートル以上進むこともありますので、このチェックの前には、危険がないように周囲の障害物を片づけておいてください。

これは、空間認識能力を測定するものです。この空間認識能力は脳の中枢が司っているもので、この能力が落ちると、とくに危険なのがクルマの運転です。事実、ストレスがたまったまま運転したことによる交通事故は相当数に上るといわれています。年配の方が運転する事故が増えているのも、空間認識能力が落ちていることと深く関係しています。

また、アルコールを飲んで脳の中枢の働きが悪くなっても、空間認識能力は著しく低下します。酒酔い運転で事故が起きるのもそのためです。試しに、アルコールを飲んでこの100歩足踏みをやってみてください。おそらく、さんざんな結果になることでしょう。酒酔い運転が絶対にいけないことが、ここからもおわかりになると思います。

Check 2　100 歩足踏み

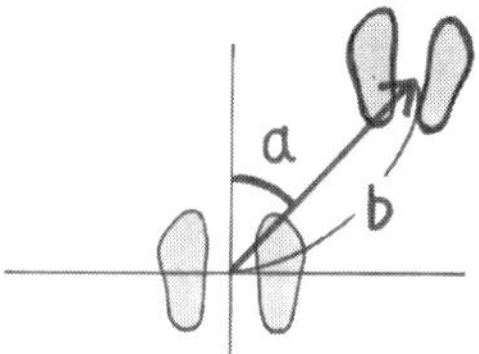

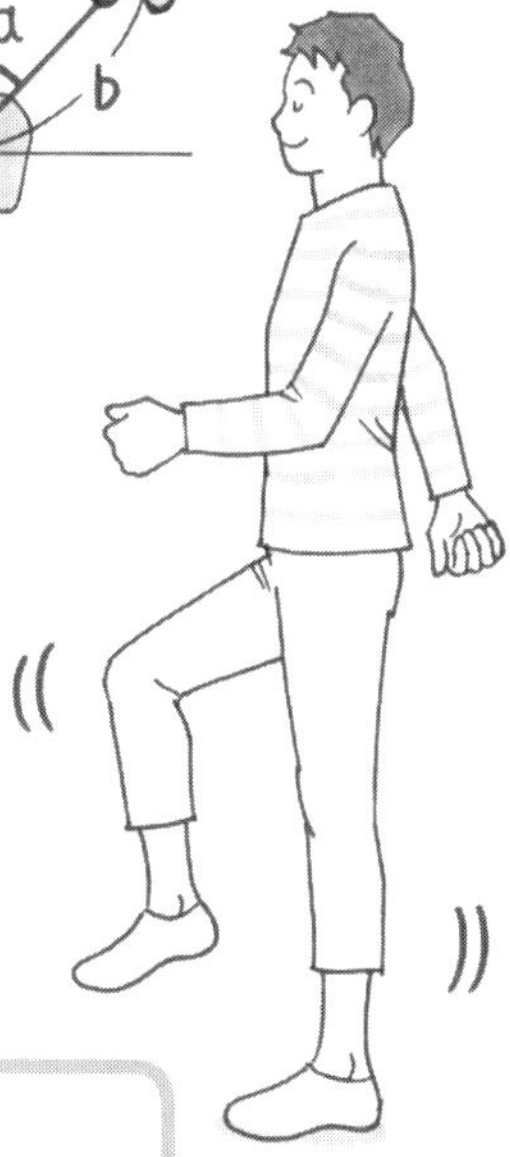

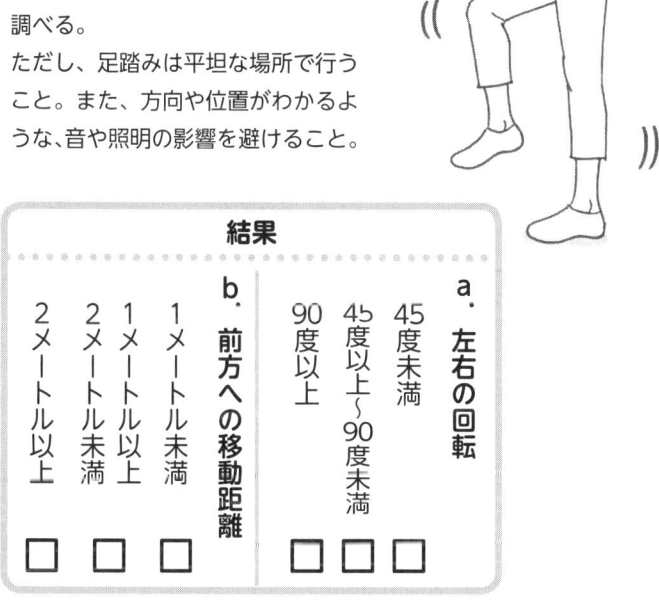

周囲の障害物を片づけたら、素足になって、目を閉じたままその場で100 歩足踏みをする。終わったら、開始前とくらべて左右に何度回転したか、前方にどのくらい移動したか調べる。
ただし、足踏みは平坦な場所で行うこと。また、方向や位置がわかるような、音や照明の影響を避けること。

結果

a. 左右の回転

- 45 度未満 □
- 45 度以上～90 度未満 □
- 90 度以上 □

b. 前方への移動距離

- 1メートル未満 □
- 1メートル以上 □
- 2メートル未満 □
- 2メートル以上 □

3 左右の脚の長さは同じですか？

「左右の脚の長さって、同じじゃないの？」

そう驚かれるかもしれませんが、人によって微妙に違っているのです。これはオーダーメイドの服の仕立屋さんにとっては常識的なことがらです。ほとんどの人はせいぜい数ミリ程度ですが、なかには1センチ以上の違いがある場合があります。

といっても、骨格が左右で違っているわけではありません。骨の長さが違うのは、何らかの病気が原因と考えられますが、ここでいう脚長差はそうではありません。ストレスが蓄積することによって、立っているときの左右の筋肉のバランスが悪くなり、姿勢が乱れて左右の長さが違って見えてくるのです。

外見上の脚長差はなかなか自覚できないものですが、真っすぐ立った状態でデジカメで撮影してみると、ある程度わかります。具体的に何ミリ違っているかを測るには図のようにします。うつぶせに寝て、ほかの人に測ってもらってください。

私がこれまで何千人もの体のバランスを調べ、解析した結果、左足が長い人と右足が長い人とでは、明らかな性格の違いがあることがわかってきました。

左足が長い人は神経質で慎重、ものを深く考えがちな人が多いのです。反対に、右足が長い人は楽天家が多く、あまり深く考えることを好みません。

これは、右利きと左利きとにかかわらず、共通して見られる傾向です。そして、うつになりやすいのは、圧倒的に左足が長い人なのです。

そうなる理由はわかりませんが、おそらく生活習慣と関係しているのでしょう。思考のパターンが生活習慣をつくり、その生活習慣が筋肉のバランスの原因になっているのだと思います。

Check 3 左右の脚の長さ

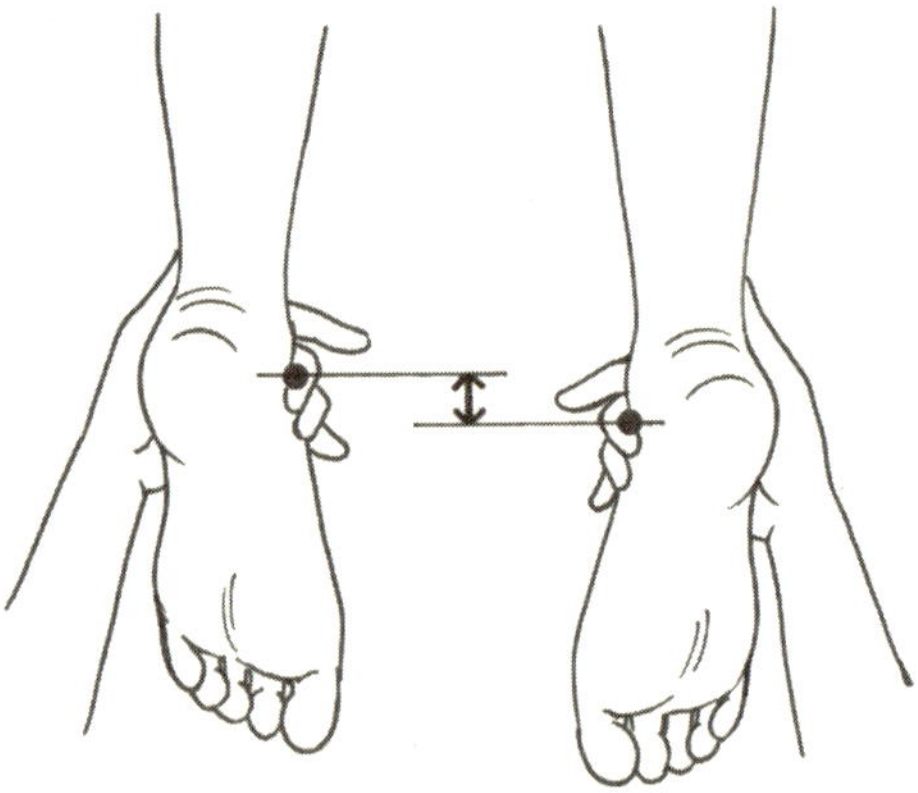

うつぶせにまっすぐ寝て、手は顔の横に自然に置く。やわらかいベッドは、脚長差の誤差が大きくなるので避けてください。

測る人は、相手の体がまっすぐ（左右対称）になっているのか確認すること。バランスが崩れている人は、知らず知らずのうちに曲がって寝ています。

測る人は、左右の手でやさしく足首を持ち、内くるぶしの下に中指を添える。そうして、左右の中指の位置が何ミリずれているかを測定します。

結果

- 5ミリ未満 □
- 5ミリ以上1センチ未満 □
- 1センチ以上 □

4 腕の筋肉が緊張していませんか?

対人関係の緊張度を測る方法です。これも2人で行います。リラックスした状態で両手を相手に預け、相手がスッと手をどかしたときに、あなたの腕がどういう動きを見せるかをテストします。

支えとしていたものがなくなるのですから、当然のことながら、引力の法則にしたがって腕が真下に向かってストンと一気に下がるはずです。それが正常な状態です。

ところが、対人緊張がある人は、そうはなりません。腕がガクガクッとぎこちなく下がっていったり、45度や60度ほど下がったところで止まってしまいます。これは、上肢の筋肉が緊張していることを示しているわけです。

なぜなら、そうした人は、必要以上に相手に気を遣っているために、相手に負担をかけまいとして、無意識のうちに緊張しているからです。おそらく、肩こり、首の痛み、背中の痛みなどの原因になっていることでしょう。

　このチェックをするときには、目を閉じて行うようにしてください。どのタイミングで手がどかされるのか、わからないようにするためです。

　一方、測る人は、相手が十分にリラックスするまで、手をどけないようにすること。

「力を抜いてくださいね」

「リラックスしてください」

　といいながら、支えている手をブラブラ上下に軽く揺らすといいでしょう。少なくとも20秒くらいは、そうやって相手をリラックスさせることが必要です。

Check 4 腕の脱力度

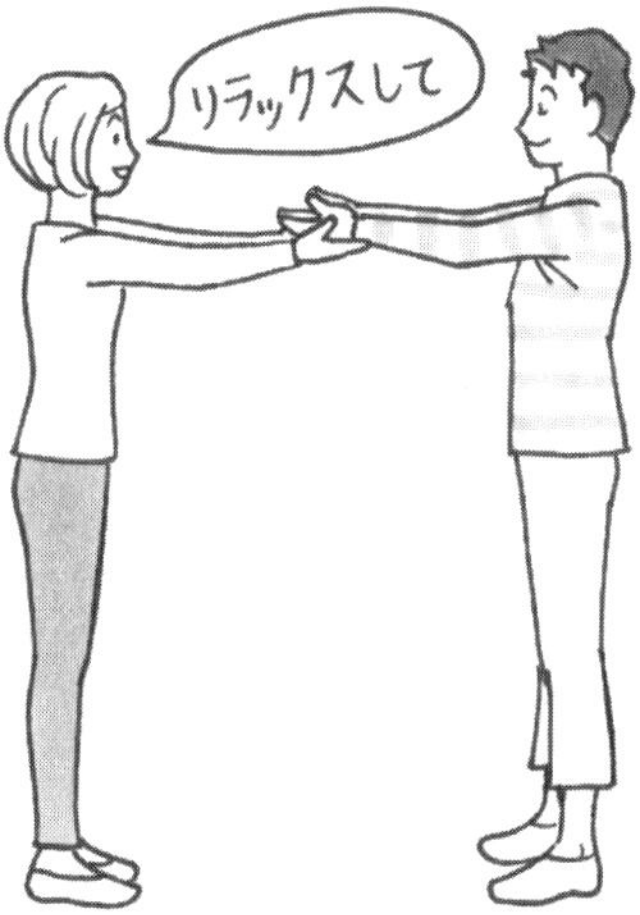

①両足を肩幅くらいに開いて、2人で向き合う。測る人の左右の手の上に、測られる人は手を乗せて目を閉じる。このとき、測られる人は、手の重さをすべて預けるようにするのがポイント。測る人は、相手がリラックスして力が抜けるのを待ちます。

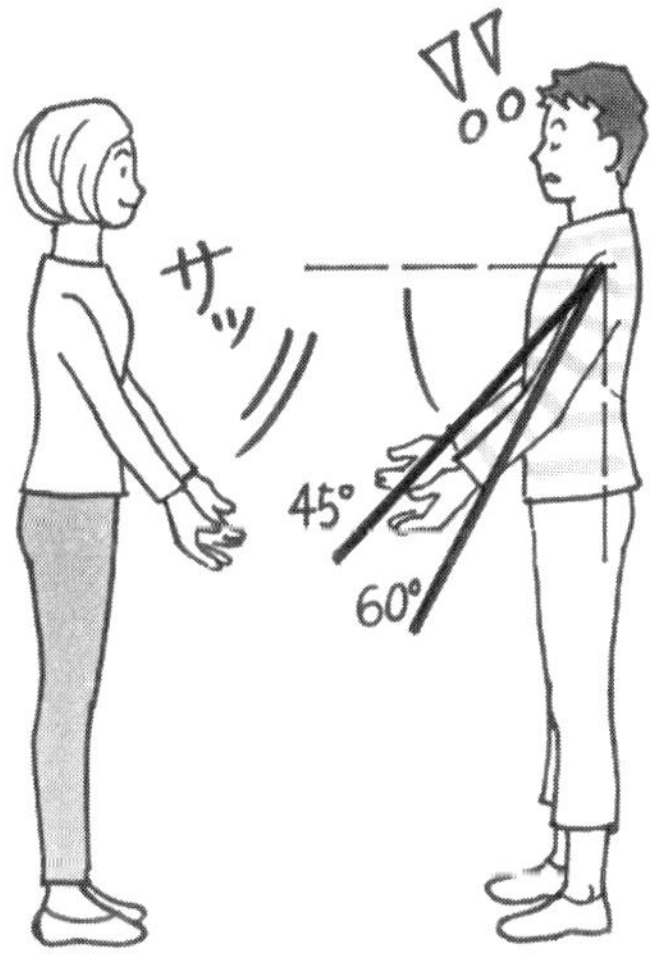

②測る人は、相手が十分にリラックスしたと思ったら、サッと手を抜く。

結果

- すぐに落ちる □
- 落ち方が不自然 □
- すぐに落ちない □

5 2つの体重計にのると、同じ値を示しますか？

左右のアンバランスが一目瞭然でわかるのが、2台の体重計に片足ずつのるテストです。筋バランスが乱れていると重心がどちらかに偏ってしまい、左と右とで差が生じます。

体重が60キロの人は、バランスがとれていれば左右とも30キロを指すはずです。ところが、意外なことに、きれいに2等分される人は多くありません。28キロと32キロといった具合に、差が出てくることはよくあります。

本人は真っすぐ立っているつもりでも、どちらかに体が傾いているわけです。アンバランスがあると、膝や関節に痛みが起きやすくなるので要注意。重いほうに負担がかかって痛みが出ることもありますし、さらにそれをかばおうとして反対側の関節に痛みが生じることもあります。

一般の家庭では体重計は1台しかないかもしれませんが、最近ではかなり安く販売されています。体重だけを測るものなら100円ショップでも売られていますので、ぜひ買ってきて測ってみてください。家族や友人同士でワイワイいいながら測ると盛り上がります。2台の体重計は同じ製品を使ってください。

「左右の脚長差」で右が長いと判定されても、体重計で必ずしも右が重くなるとは限りません。また、右が重い人と左が重い人を比較して調査をしていますが、「左右の脚長差」とは違って、決まった心理的傾向というのはないようです。

Check 5　2つの体重計にのる

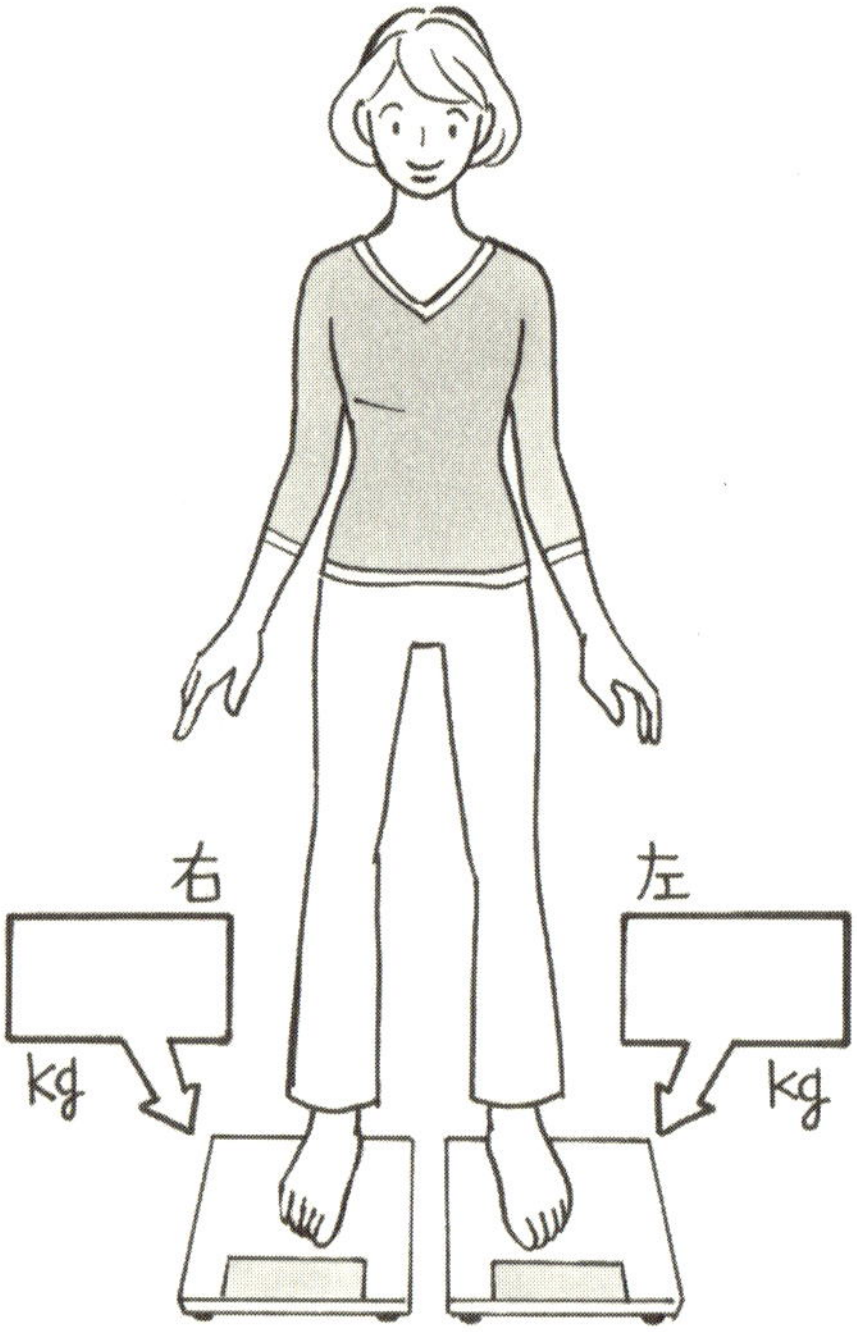

結果

10キロ以上	10キロ未満	5キロ以上	5キロ未満
□	□	□	□

2台の体重計を並べ、片足ずつのせてまっすぐに立つ。自分で目盛りを見ようとすると、その動きでバランスが崩れるので、できればほかの人に確認してもらうのがよい

6 両脚を曲げると、上体が動きませんか？

筋肉の緊張を調べる方法です。このチェックは、自分で両脚を曲げるのではなく、人からしてもらいます。うつぶせになって両足首を持って、かかとをお尻にゆっくり近づけてもらいます。そのとき、寝ている人の上体が持ち上がるかどうかをチェックします。筋肉によけいな緊張がない人は、そのままスッとかかとがお尻に近づいていきます。

ところが、筋肉が緊張している人は、かかとがお尻に近づくにつれて、上半身がグーッと持ち上がっていきます。

これは、疲労で体調が悪いときに、てきめんに表れます。そのため、私も「疲れたな」と思ったときには、これをやってみて筋肉の緊張度を調べることにしています。また、腰痛持ちの人も筋肉が緊張してるために、同じようになります。

Check 6　筋肉の緊張度

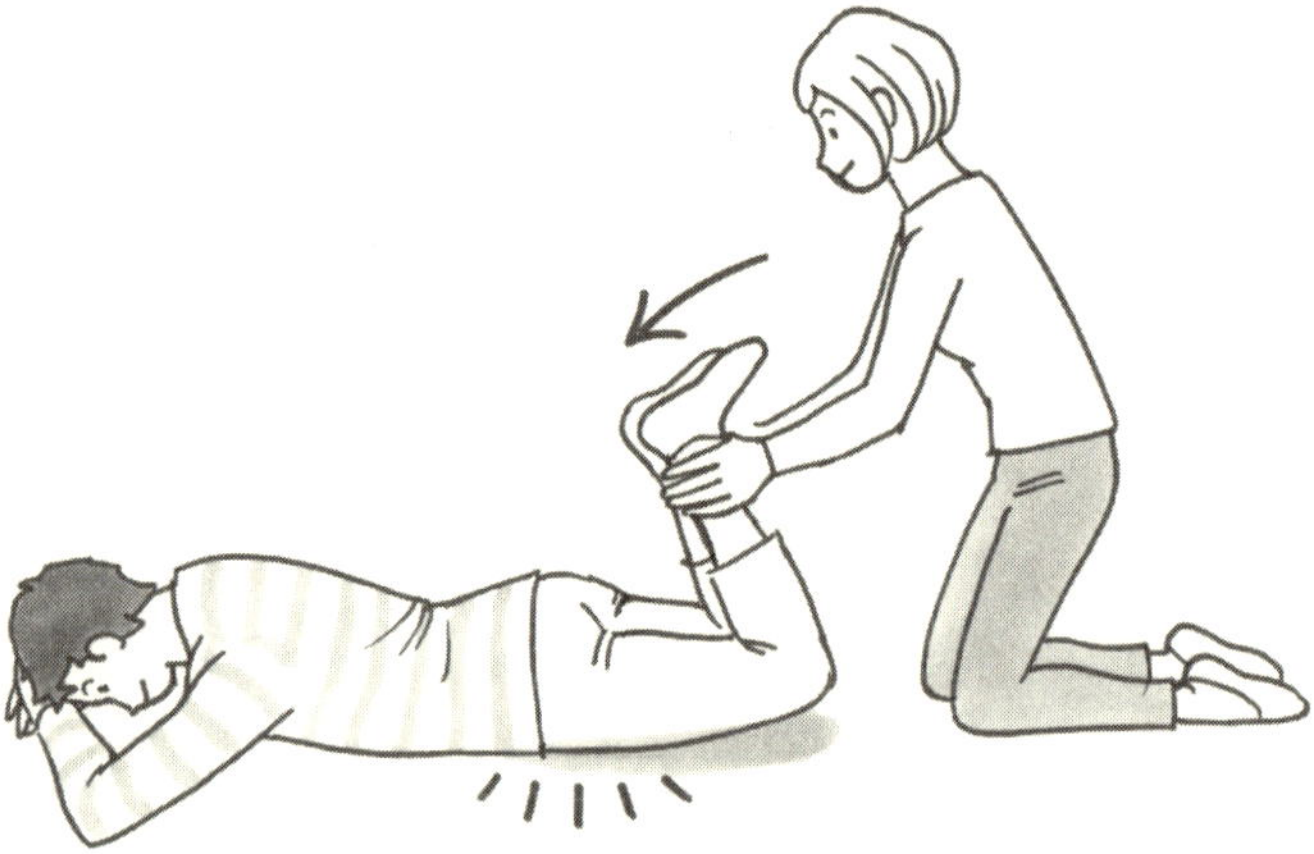

畳や床のように、固い場所の上にうつぶせに寝る。両膝を曲げて、誰かに左右の手で両足首を持ってもらい、さらにかかとをお尻に近づけていく。そのときに、上体が動くかどうかをチェックします。

結果

- ほとんど動かない □
- やや動く □
- 持ち上がる □

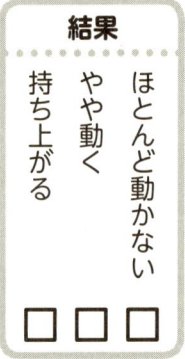

7 物につまずいたり、人にぶつかったりしませんか？

ひどく疲れたときに、歩道の段差につまずいたり、人込みで他人にぶつかったりした経験はありませんか。

それが一時的なものではなく、継続して起こるようになったら要注意です。段差につまずくのは、つま先が上がっていない証拠。人や物にぶつかるのは、体がうまく反応していない証拠です。

どちらも、脳の中枢が疲れているために「足を上げろ」「体をひねってよけろ」という命令がうまく出せていない、あるいは命令を出しているにもかかわらず、それに体がうまくついていかないことで起きるのです。

加齢によっても起きやすくなります。詳しくは2章で説明しますが、脳の疲労による機能低下と、加齢による機能低下は似たような状態だからです。

筋力が低下した高齢者ではない人が物につまずくのは、脳中枢の体のバランスや運動機能の調整がうまく働いていないから。また、人にぶつかるのは、脳中枢の危機回避能力の低下によるものともいえます。

過去1年間の状況をよく思い出してください。

結果

ほとんどない	□
ときどきある	□
しばしばある	□

8 食べ物をこぼしませんか？

ストレスによって緊張するのは、顔の筋肉も同様です。ものを噛むときに使う咬筋《こうきん》が緊張すると、口が大きく開かなくなり、普段よりも食べ物をこぼしてしまいます。「最近よくこぼしてるわね」と家族にいわれたら要注意。最近の状態を思い出して、結果をチェックしてください。咬筋の働きが悪くなると、声が小さくなる、ろれつが回らなくなるという症状も出てきます。

結果

ほとんどこぼさない □
ときどきこぼす □
しばしばこぼす □

9 ほおづえをついていませんか？

人間の頭部の重さは約5キロもあります。ほおづえをつくのは、そうした重い頭部を支えるための行動です。

進化によって二足歩行をするようになった人間は、重い頭を支えるための筋肉が発達してきました。ところが、ストレスや疲労によって筋肉のバランスが崩れたり、姿勢が悪くなったりすると、重い頭を支えきれなくなってしまいます。そこで、無意識のうちに、ほおづえをついてしまうわけです。

最近の状態を思い出して、結果をチェックしてください。

結果

ほとんどつかない □
ときどきつく □
しばしばつく □

10 歩幅が狭くなっていませんか？

歩くときの歩幅をチェックしてみてください。健康な人でも、気分が落ち込むと歩幅が狭くなり、歩くスピードが落ちてきます。歩くための筋肉にストレスがかかって疲れているからです。それが一時的なものなら問題ありませんが、常態化してくると要注意です。

本人はなかなか自覚できないものですが、家族や友人、同僚と一緒に歩いているときや、朝夕の通勤時間に、「最近はどうも歩くのが遅れがち」と感じることはないでしょうか。最近の状態を思い出して、結果をチェックしてください。

結果

ほとんどない □
ときどき狭くなる □
しばしば狭くなる □

自分でわかる「うつ度」チェック表

結果はいかがだったでしょうか。11のチェック項目について、それぞれ次の表と照合して点数をつけてください。

1 靴下のかかとのすり減り

すり減っていない	0
どちらかというと、すり減っている	2
集中してすり減っている	3

2 目を閉じて足踏みをする

a．左右の回転

45度未満	0
45度以上〜90度未満	2
90度以上	3

b. 前方への移動距離

1メートル未満	0
1メートル以上2メートル未満	2
2メートル以上	3

3 左右の脚長差を調べる

5ミリ未満	0
5ミリ以上1センチ未満	2
1センチ以上	3

4 腕の脱力を調べる

すぐに落ちる	0
落ち方が不自然	2
すぐに落ちない	3

5 2台の体重計に片足ずつのる

5キロ未満	0
5キロ以上10キロ未満	2
10キロ以上	3

6 両膝の折り曲げと上体の変化

ほとんど動かない	0
やや動く	1
持ち上がる	2

7 つまずく、ぶつかる

ほとんどない	0
ときどきある	1
しばしばある	2

8 食べ物をこぼす

ほとんどこぼさない　0
ときどきこぼす　1
しばしばこぼす　2

9 ほおづえをつく

ほとんどつかない　0
ときどきつく　1
しばしばつく　2

10 歩幅が狭くなる

ほとんどない　0
ときどき狭くなる　1
しばしば狭くなる　2

診断結果

点数	評価
0～5点	まだ大丈夫
6～10点	心が折れ気味
11～15点	うつ警報発令
16～20点	うつ警戒レベル中度
21点以上	警戒レベル重度

早期発見がうつの予防につながります。11点以上の人は、仕事や日常生活のペースを再検討して、ストレスをこれ以上ためないようにしましょう。

2章

なぜ、この方法で「見えないストレス」を見抜き、取りさることができるのか

「抗重力筋」刺激が脳に効く秘密

「体のバランス」と「心のバランス」の重大関係

1章では、心の病であるうつ病の前兆が、体のバランスの崩れに表れることを説明しました。では、〝体〟のバランスの崩れが、なぜ〝心〟と結びつくのでしょうか?

家屋の傾きにたとえて説明しましょう。

地震で家屋が傾いたときに、保険ではどのような基準で補償がされるかご存じですか?

じつは、次のようになっています。

傾斜角度1度…………補償なし
傾斜角度2度…………半壊扱い
傾斜角度3度以上……全損扱い罹災《りさい》証明の全壊基準

このように、傾斜角1度程度では補償されません。たしかに、傾きが「1度」と聞くと「たいしたことないな」と思う人が大半でしょう。ところが、そうではないのです。

傾斜角1度では、1メートル進むと1・7センチのずれが生じます。これは、実際に住んでみるとわかりますが、何ともいえない違和感があります。

傾斜角3度では、1メートルに対して5・2センチのずれ。ここまでくると、明らかに傾いていることがわかります。長期間にわたって日常生活を送ることは困難だといっていいでしょう。

個人差はありますが、一般には、床の傾斜角度が0・6度（1メートルに対して1センチのずれ）を超える家に住んでいると、吐き気、めまい、頭痛、自律神経系の失調などの健康被害が表れ始めるといいます。

とはいえ、その程度の傾きの家に1日くらい住んでいても、すぐに不調が出てくるわけではありません。

私たちの体は、傾いた床によってアンバランスになっているはずですが、そこは脳がカバーしてくれます。アンバランスを私たちが意識しないうちに、うまく修正してくれるのです。ですから、私たちは傾いているという自覚がないままに、しばらくは傾いた家でうまく日常生活を送っていくことができるわけです。

ところが、そんな状況が何日も続くと、脳にかかる負担が徐々に蓄積していきます。その負担というのは、ストレスと言い換えてもいいでしょう。

やがて、絶え間なくかかってくるストレスに対して脳は疲れ切って、健康被害が表面化してしまいます。では、具体的にどの程度のストレスがかかってくるのでしょうか。それを対照したのが次の表です。

傾斜角度	家屋被害	健康被害
0.2度	なし	陰性・安定
1.0度	弱（補償なし）	陰性
2.0度	半壊扱い	陽性・ストレス
3.0度	全壊扱い	陽性・ストレス強

傾斜角度が0・2度では健康被害は表れません。もちろん、家屋の被害に対する補償はありません。ところが、1・0度になると、家屋には若干の被害が生じてきます。それに対応して、人によっては長時間住んでいると健康被害が出始めます。そして、家屋の傾きが2・0度以上になると、ほとんどの人に健康被害が表れます。

そこで、1章で行った「左右の脚長差を調べる」を思い出してください。ストレスによって筋バランスが崩れ、左右の脚の長さに差がある人がいるということを私は述べました。これは、まさしく床が傾いているのと同じ状態です。左右の脚の長さが違うのですから、脚の上に乗っている胴体や頭は傾いているわけです。

では、具体的にどの程度傾いているのでしょうか。

身長165センチの人を基準にして、脚長差と傾斜角度の関係を計算してみました。次ページの表にまとめたように、2・8ミリの脚長差がある人は、傾斜角度1・0度の家で生活しているのと同じ。脚長差5・8ミリの人は、傾斜角度2・0度の家に住んでいるのと同じということがわかったのです。

傾斜角度	健康被害	脚長差
0・2度	陰性・安定	0・5ミリ
1・0度	陰性	2・8ミリ
2・0度	陽性・ストレス	5・8ミリ
3・0度	陽性・ストレス強	8・6ミリ

私がこれまで計測してきた人を見てきても、脚長差が6ミリ以上という人は、けっして珍しくありません。10ミリ以上という人さえいます。そうした人たちは、普段から傾いた家に住んでいるのと同じ状態で、毎日を送っていると考えられるわけです。

「脚長差は大きかったけれど、傾いていると感じたことはない」というかもしれませんが、それはあなたの脳が崩れた筋バランスを懸命に修正して、姿勢を制御しているためです。

ところが、それが長期間続くと脳はその仕事に疲れ果ててしまいます。すると、姿勢の制御がうまくできなくなり、体や心に大きな影響を及ぼしていくことでしょう。あなたのイライラ、肩こり、腰痛、頭痛、吐き気などの不定愁訴は、それが原因かもしれません。

ある朝突然、仕事に行けなくなる理由

人間は生きている以上、肉体的にも精神的にもさまざまなものごとに適応しています。

肉体的なバランスを例にとると、歯科医の多くは患者さんの口の中を見るために、いつも体を右に傾けています。すると、それに対応した筋肉バランスになっていきます。また、野球選手は野球をやるのに向いた筋肉バランスになっており、体操選手は体操に向いた筋肉がついています。それぞれ一般の人からすれば筋肉がアンバランスに見えるかもしれませんが、それで不都合はありません。適応の範囲内だからです。

同じように、精神的にも私たちは周囲に適応しています。会社でイヤな上司がいるからといって、常に腹を立てていては仕事ができません。そこで、気にならないように我慢ができるようになるのも適応です。

さまざまな環境に適応できるからこそ、これだけ人間は進化してきたのでしょう。適応

することができなければ、すぐに生きていけなくなります。

ところが、それも程度問題です。適応のレベルが度を越えると、徐々に体にストレスがたまっていきます。やがて、それが表面化して、肩こり、腰痛、頭痛といった症状が出てきます。重要なのは、そこで「自分にはかなりストレスがかかっているんだな」と自覚できるかどうかです。

心理学では、行動的な人ほどストレスを実感できないといわれています。つまり、頑張ろうとする気持ちが過ぎたり、競争心が強い人は、自分にストレスがかかっていることに気づかないのです。

誰にでも経験があるでしょう。休む間もないほど忙しく働いていると、疲労を感じなくなってくることがあります。それをいいことに、「自分は仕事をしても疲れを感じない。ストレスなんてない」と思い込んで、休息をとることなく働き続けていると、ストレスがさらに蓄積していきます。そして、耐えることのできる限界を超えたとたん、突然、会社に行けなくなってしまうわけです。過重労働、仕事第一のビジネスパーソンが、うつ病にかかるのもこうした理由があるのです。

ストレスを感じると、筋肉が緊張し「体のバランス」が崩れるメカニズム

そもそもストレスは、どういうメカニズムで起こるのでしょうか。

私たち人間に限らず、動物は身に危険が迫ると、自律神経系のうちの交感神経が活発に働き始めます。それによって、呼吸や心拍が速くなり、血圧が上昇して、血糖値も高くなります。なぜかといえば、そうなるだけの必要があるからです。

野生動物が天敵に出会った状況を考えると、すぐに理解できると思います。サバンナでライオンと目が合った草食動物を想像してみましょう。草食動物は、戦うべきか逃げるべきか、とっさに判断をしなくてはなりません。どちらにしても、激しく筋肉を動かすために、大きなエネルギーを必要とします。交感神経が一気に活性化して、心臓の拍動が速くなり血圧も急上昇して筋肉に血液を回します。エネルギー源となる血中のブドウ糖を増やすために、血糖値も急上昇します。酸素を大量に取り込むために呼吸も速くなります。

生命の危機に直面して、全身が緊張状態になる——これが体内で起きるストレス反応の姿です。

人間社会で起きるストレス反応も、命に直接関わることは少ないのですが、原理的には同じこと。たとえば、イヤな上司が目の前に来ると、あなたの体に緊張が走ります。無意識のうちにも体が戦闘態勢（あるいは逃走の準備）に入り、交感神経が活発化。胸がドキドキしたり筋肉が緊張したりしてくるのです。これもやはりストレス反応です。猛獣がいなくなった現代の都会でも、サバンナと同じストレス反応が起きるのです。

いや、それどころか、ストレスに関していえば、現代の都会はサバンナに比べて大きなデメリットが一つあります。

サバンナの野生動物の場合、敵が去ればストレスの原因がなくなり、緊張が解けて元のリラックスした状態に戻っていきます。年がら年中、猛獣に命を狙われている野生動物というのはありません。ストレス状態とリラックス状態を行ったり来たりしており、むしろストレス状態のほうが短いのです。

では、現代の都会はどうでしょうか。イヤな上司が姿を消して、すぐにリラックスできればいいのですが、必ずしもそうはいきません。姿を消してからも、いつまでもイヤな気分が残ることもあるでしょう。あるいは、また別のイヤな人がやって来たり、面倒な仕事を言いつけられたりして、次々にストレスの源が現れるというのが、よくあるパターンです。

そうなると、リラックスができません。いつまでも緊張状態を解くことができず、体も心も元の状態に戻れないのです。そして、それが長期間続いてしまうと、交感神経が常に活発な状態のままとなり、筋肉は緊張し続けて筋バランスが乱れてしまうのです。

検査不要！心の状態がひと目でわかる

ストレスの元と出会ったとき、人間の体がどういう反応を見せるのか、もう少し詳しく見ていきましょう。

ストレスについて、世界で初めて本格的な研究を行ったのは、カナダのハンス・セリエ（一九〇七～一九八二）という学者です。現在では、ストレスという言葉がごく一般的に使われていますが、そんな言葉をほとんどの人が知らなかったころ、ストレスについての研究を続け、世界で初めて論文を発表したのです。

セリエの論文で何よりも重要だったのは、人間の心と体が一体であると証明したことです。それまでの西洋医学では、心と体はまったく別物だと考えられていました。今となってはむしろ驚きですが、精神的なストレスが病気の原因になるとは、誰も考えてもみなかったのです。

ストレスがかかり続けると、人間の体には4つの反応が起きるといいます。それは、自律神経の失調、内分泌のアンバランス、免疫の低下、筋バランスの崩れです。この4つは、さまざまな不調や病気の原因となり、放置しておけば死に至ることもあります。

この4つの反応のうち、外見からでもわかるのが、筋バランスの崩れです。ほかの3つは検査をしたり、専門家が診察しなくてはわかりませんが、筋バランスなら誰でもわかります。ですから、ストレスがかかっていることを、家族や友人はもちろん、本人でも知ることができるのです。

「私は全然ストレスを感じていませんよ」という人がいますが、体は正直です。本人はストレスを感じていないつもりでも、体のバランスを見れば一目瞭然です。心理的な緊張が続いている人は、本人が意識していなくても筋バランスでわかるのです。

以前、私が知っている若い男性で、出社拒否を起こしてしまった人がいました。本人は、「そのうち実家の家業を継ぐので心配は何もありません。ストレスもない。気楽な毎日です」といって、毎日を家でブラブラ過ごしていたのです。本人はそう言うことで、自分でもそう信じ込もうとしていたようです。

しかし、出社拒否や不登校を起こす人というのは、人並みはずれたストレスを抱えているのが一般的です。

そこで、1章で紹介したようなチェックテストをいくつかやってみました。すると、体は正直なもので、筋バランスがひどく崩れていたのです。そのまま放置していたら、間違いなくうつ病などを発症していたことでしょう。

筋肉のアンバランスと精神のアンバランスは、単に関係があるというだけではなく、まさに一体となっていると考えるべきなのです。

「その場で足踏みをしたつもりで前に進んでしまう子」が危ないワケ

先日、福岡県で開催された講演会でのことです。集まった老若男女約100人の方々を対象にして、目を閉じて足踏みをしてもらいました。1章で行ったチェックのうちの一つです。

参加者の一人に小学生の女の子がいました。健康な小学生ならば、ほとんど回転も移動もせずに、その場で足踏みを続けることができるはずです。

ところが、女の子はどんどん前に歩いて行くではありませんか。一般に、高齢者では100歩足踏みをすると7~8メートルほど進みますが、その子は、どんな年配の方よりも前に進んでしまったのです。これには驚きました。

私は心配になって、あとで関係者に話を聞いてみると、お母さんがうつ病だというのです。それでわかりました。お母さんがうつであることによって、子どもに大変なストレスがかかっていたのです。

高齢者の場合、老化によって前脛骨筋《ぜんけいこつきん》という、下肢の外側にある筋肉がまず衰えてきます。この筋肉は、歩くときのバランスをとるために非常に重要な役割をしています。さらに、前脛骨筋の衰えにしたがって、歩行に使う大腰筋、腸骨筋という筋肉も衰えていきます。そのために、その場で足踏みをしているつもりでも、どんどん前に進んでしまうわけです。

これと似たような現象が、小さな女の子の体でも起こっていたのです。といっても、筋肉が老化して衰えたわけではなく、ストレスによって前脛骨筋、大腰筋、腸骨筋といった筋肉が緊張してしまったために、バランスを崩して足踏みができなくなってしまったのです。筋肉の機能が低下したという点では、高齢者もこの女の子も同じような現象が起きていたわけです。

付け加えれば、1章で行った靴下のすり減りチェックも、前脛骨筋、大腰筋、腸骨筋などの筋肉のバランスを見るものです。小中学生の元気な子を見ていると、靴下が破れるのは、たいていつま先の部分です。親指か、またはそれ以外の四指の先が破れます。

ところが、そうした筋肉の機能が低下すると、歩いているときの重心がだんだん後ろに寄っていくのです。かかとのほうに重さがかかるようになって、靴下のかかとが減るというメカニズムです。

これもまた、老化が進んだ状態と似ています。年をとると前脛骨筋の筋力が衰えるので、踏ん張りがきかなくなり、後ろに重心が動いてくのです。

折れない心をつくるカギ！「抗重力筋」とは

ストレスがかかると姿勢が悪くなる――このことは、体のバランスを乱した人を何千人と見てきた結果、間違いのない事実です。

そこで、私が注目したのは姿勢を保つための筋肉です。数ある筋肉の中でも、姿勢を保つ役割を持つ筋肉は、一般に抗重力筋《こうじゅうりょくきん》と呼ばれています。この抗重力筋が、心と体を結ぶカギを握っているのではないかと思ったのです。

抗重力筋は、その名の通り、重力に対抗して姿勢を保つという意味で、代表的なものには、脊柱起立筋（背中）、腹直筋（お腹）、大殿筋（お尻）、大腿四頭筋（太もも）、下腿三頭筋（ふくらはぎ）などがあります。

地球の重力に逆らうには、かなりのパワーが必要です。ですから、加齢によって老化が進んでしまうと、抗重力筋がまず衰えてきます。筋肉が重力に逆らえなくなってしまい、姿勢が悪くなったり、歩幅が小さくなったりするのです。

一方で、抗重力筋はこれまで述べてきたように、心と密接な関係があります。心が弱ってくると、私たちは重力に逆らえなくなってくることからも、それがわかるでしょう。

たとえば、元気なときは誰でも胸を張って大股で歩きますが、精神的なダメージを受けると、若い人でも背中を丸めてトボトボと歩くようになってしまいます。もっとダメージが大きいと、立っていることもできません。さらにはテーブルに顔をうずめ、ついにはベッドに倒れ込んでしまいます。精神的なダメージが大きければ大きいほど、抗重力筋への影響が大きくなり、地面に近づいていくわけです。

噛むときに使う咬筋や上まぶたを引きあげる上眼瞼挙筋《じょうがんけんきょきん》も抗重力筋です。ですから、老化が進むと表情筋も重力に耐えきれなくなって、顔がたるんでくるわけです。心に病を持っている人の顔が無表情になったり、まるで老人のように見えるのもそれが理由です。

抗重力筋は心に大きく関係している筋肉だとおわかりでしょう。

抗重力筋は「脳」と深い関係があった

抗重力筋は、人間だけに発達した筋肉です。ほかの動物ではほとんど発達していません。霊長類の親戚であるゴリラやチンパンジーでも、抗重力筋ほとんど発達していません。

動物園に行ったら、サル山に行ってサルのお尻をよく見てください。人間のお尻には大殿筋という立派な筋肉がついていますが、サルのお尻はまるで皮がくっついているようなもので、とても筋肉とは呼べないようなものです。

ペットの犬や猫の足をよく見てください。人間には、下腿三頭筋というたくましいふくらはぎの筋肉がありますが、ワンちゃんやネコちゃんには、ふくらはぎなどというものはありません。

人間以外の動物では、抗重力筋はほとんど発達していないのです。

全身の主な抗重力筋はココだ

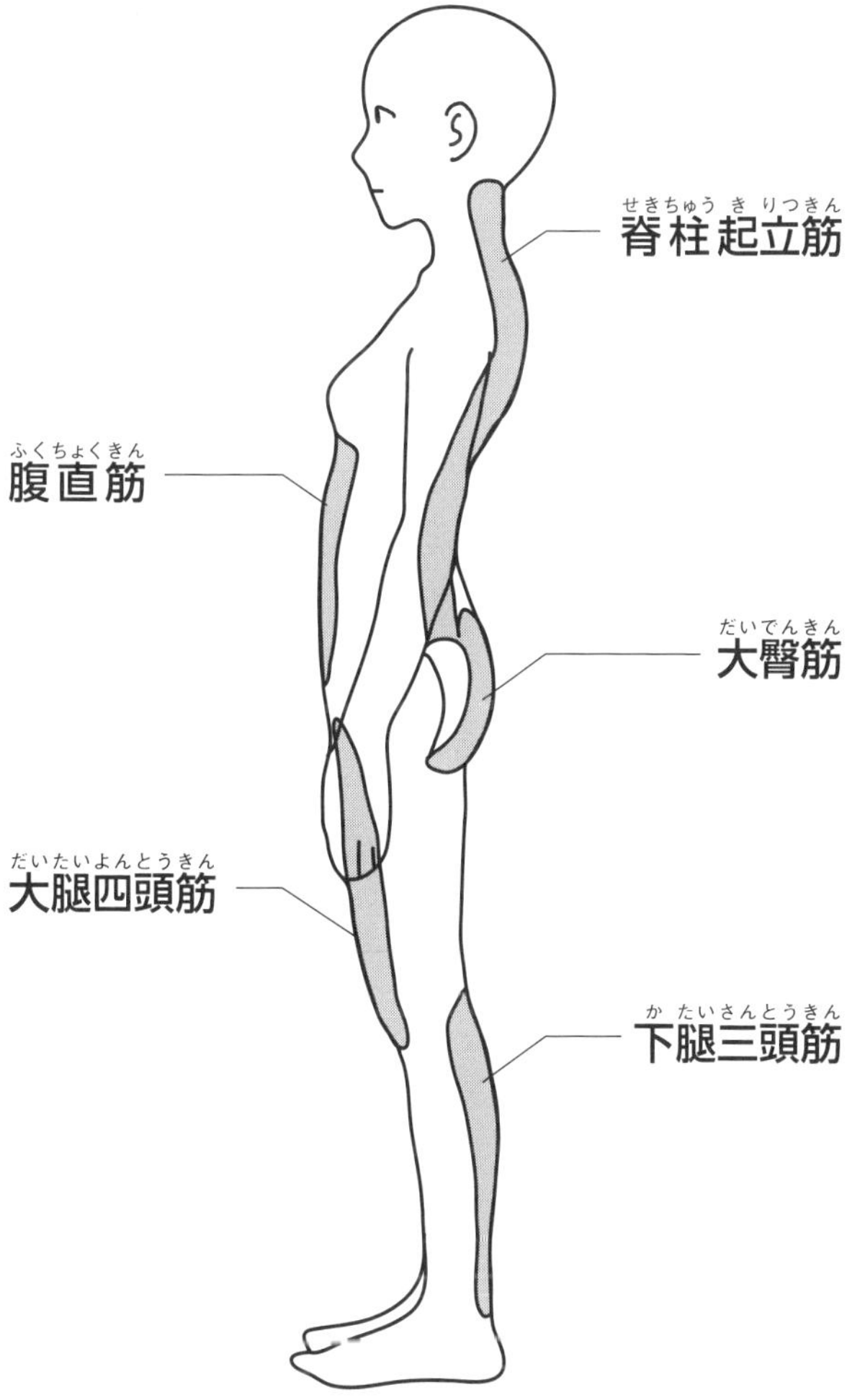

なぜでしょうか？

そのキーワードが「脳」です。

ほかの動物に比べて、人間の脳が格段に大きいことはご存じの通りですが、その重い脳を二足歩行で支えるために、人間の抗重力筋が発達してきたといわれています。そして、抗重力筋が発達することによって、脳がさらに重くなることができて発達したという関係があります。いわば、人間を人間たらしめているのが抗重力筋なのです。

そんな進化の過程がよくわかるのが、赤ちゃんの成長です。ほかの動物と違って、人間の赤ちゃんは、生まれてすぐに自分で行動することができません。いってみれば、未熟児で生まれてきます。最初のうちは、首がすわらない状態ですから、立つことはおろか自分で動くこともできません。まだ、生物としての最低限のこともできない段階です。

やがて、首がすわるのですが、それは脳幹の覚醒を意味しているといわれています。脳幹とは延髄、橋《きょう》、中脳、間脳などからなる脳の中枢器官であり、ここが目覚めることで、反射、感覚など、生物として基本的、自律的な活動が可能になるわけです。

次に、赤ちゃんはハイハイをするようになって、大脳辺縁系《だいのうへんえんけい》を覚醒させます。ここは、馬の脳とも呼ばれており、感情、記憶、意欲など、動物的なたくましい活動ができるようなります。

そして、よちよち歩きという二足歩行ができるようになって初めて、大脳新皮質が覚醒しはじめるとされています。ほかの動物の脳と決定的に違うのが、この大脳新皮質の発達といってもいいでしょう。言語機能、分析的な思考などをつかさどっている部分です。つまり、二足歩行をして初めて、人間らしい思考や言語能力を手に入れることができるわけです。

人間はお母さんの胎内で進化の過程を再現するということは、学校の理科の時間でも習ったと思いますが、じつは生まれてからも、こうして進化をたどっているのです。

抗重力筋を鍛えないと、思考力が落ちてくる不思議

抗重力筋の発達が、人間存在の根本に関わっていることがおわかりになったと思います。抗重力筋と脳は、密接に結びついていたのです。それだけ大切な抗重力筋ですから、私たちは一生涯、抗重力筋を鍛えていく必要があります。

かつては、まだよちよち歩きができない子を、よく歩行器に入れていたものです。現在は、ほとんど見かけなくなりましたが、その理由をご存じでしょうか?

じつは、歩行器に長期間入れておくと、子どもの脳の発達に悪影響があることがわかってきたのです。そうした報告が海外であったために、現在では子ども用の歩行器は使われなくなりました。アメリカでは販売そのものが禁止されています。

本来ならば、ハイハイや伝い歩きという過程を経て、抗重力筋を鍛えながらよちよち歩きになるというのが自然の姿です。ところが、その過程で歩行器に入れたままにしてしま

うと、抗重力筋が刺激されません。しっかりした姿勢で歩くことができなくなるばかりでなく、脳の発達にも悪影響を及ぼしてしまうのです。

抗重力筋を鍛える必要性は、子どもだけではありません。

宇宙飛行士は、無重力状態で常に抗重力筋を刺激しています。そうしないと、地球に帰ってきたときに重力に打ち勝つことができないからです。

かつての人工衛星は、ひどく狭い部屋の中で何日も過ごさざるをえなかったために、地球に着陸した直後は立つことさえできず、飛行士が両脇を抱きかかえられて運ばれていた様子をニュースでよく見たものです。

現在は宇宙船の内部も広くなり、筋トレの研究も進んできましたが、それでも帰ってきたら日常生活を営むためにはリハビリがかなり必要だといいます。それだけではありません。抗重力筋と脳とは密接に関わっているので、思考力もかなり減退してしまうのです。

抗重力筋が、いかに大切なものか、ここからもわかるでしょう。

ですから、私は背中が曲がるような深いソファには絶対に座るなといつもいっています。どっぷりとしたソファに座っていると、抗重力筋が鍛えられません。無重力状態にいる宇宙飛行士と似たようなものです。長い間座っていると、必ず調子を崩してしまいます。抗重力筋を鍛える座り方というのは、坐骨に真っすぐ体重がかかるようにして、背を伸ばして座ることです。

うつの正体「脳疲労」解消に一番効果的な方法

なぜ、人間はうつ病になるのでしょうか。

うつとは、ストレスに耐えきれなかったことによる心身の反応の一つです。脳の機能が適応の限界を超えてしまったことが直接の原因です。

言い換えれば、脳の疲労が「うつの正体」であるといっていいでしょう。脳疲労を解消することが、うつの予防や解消への最短距離なのです。

では、脳疲労はどうやって解消すればいいのでしょうか？

世の中でよく耳にするのは、「頑張ることをやめましょう」「気持ちをラクにすれば、うつはよくなります」という言葉です。書店に行くと、そんなことを書いてある本をよく見かけます。確かに私も、リラックス状態になれればストレスは解消できると書きました。

しかし、脳疲労を起こして筋肉が緊張している人に向かって、いくら気分をラクにしましょうといっても、それは無理な注文です。無意識のうちに奥歯を噛みしめているような状態で「リラックスしてください」といわれても、それは不可能です。ストレスのある人に対して、「肩の力を抜いて、一呼吸置きましょう」と精神論をいっても何の役にも立たないのです。

大切なのは、何よりも奥歯を噛みしめない体の状態にすること。そうして、体の緊張を解いて初めて、前向きな考え方ができる余地が生まれるのです。

体からアプローチして、心を癒す——これが、私が考案したリラクセーションの方法である「ホメオストレッチ（筋肉応用覚醒伸展法）」の原理なのです。具体的にいえば、抗重力筋に適度な刺激を与えることによって、脳をリラックスさせる動きです。

先ほどは、天敵と顔を合わせたことで激しいストレス状態になった野生動物が、天敵から逃げおおせたことでリラクセーション状態となり、ストレスから解消されると書きました。まさに、そのリラクセーションを与えるのがホメオストレッチの役割です。

毎日の生活がストレスだらけの人にも、短い時間でリラクセーション状態を取り戻すことができる画期的な方法なのです。

科学的実証！「ホメオストレッチ」のすごい効果

では、本書で紹介するホメオストレッチは、脳幹および脳全体をどのように活性化させ、どんな脳内刺激効果を得られるのか――。

「脳イメージング法」と呼ばれる脳の画像装置ＰＥＴ（ポジトロン）やＭＲＩを使用した研究成果を一部、ご紹介しましょう。

ここでは、ホメオストレッチの正式な基本コース（ＢＴＵでは、ストレスは生体に生じた歪《ゆが》みであることから、「歪みＡコース」と呼んでいます。１２３ページ）の科学的検証を行いました。

検証1 脳幹が活性化し、やる気が高まる

次ページの画像を見てください。

ホメオストレッチを始めると、まず次項の画像に矢印で示されている部位（脳幹、とくに中枢と前帯状回《ぜんたいじょうかい》）が活性化します。

これらの領域の活性化は、脳科学の知見では、やる気や意欲が高まると考えられています。また、この前帯状回は慢性疲労のカギを握っている部位と考えられています。

検証2 脳がリラックス状態になる

リラックスしている脳の状態を次の画像で確認できます。矢印で示されている部位がとくに活性化します。とくに側坐核《そくざかく》は、感情や心の働きに大きく関わっている部位で、身体だけでなく、深い精神的安定をもたらします。

ホメオストレッチは脳のココを活性化する！

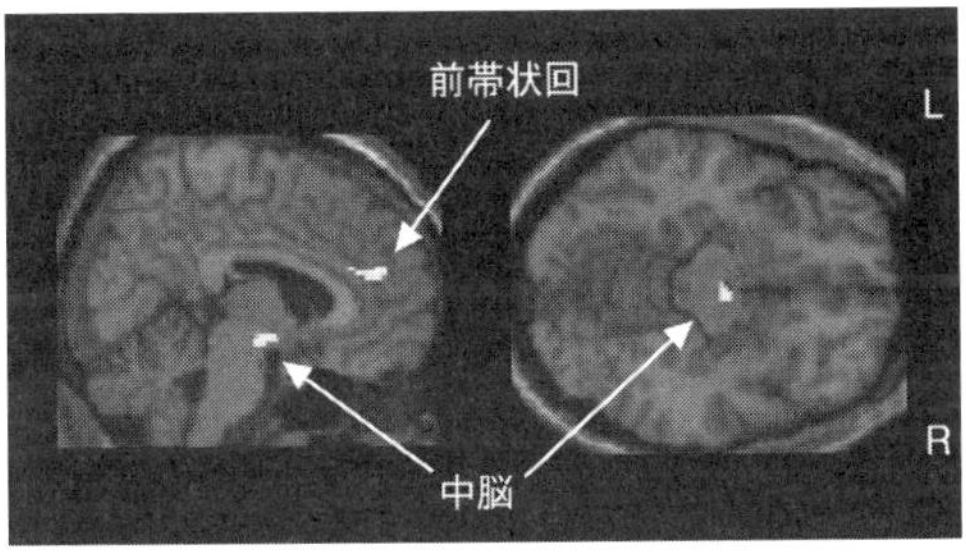

まず、はじめに脳幹、とくに中脳を刺激し、注意力にかかわる自律神経中枢である前帯状《たいじょう》回が刺激される 検証1

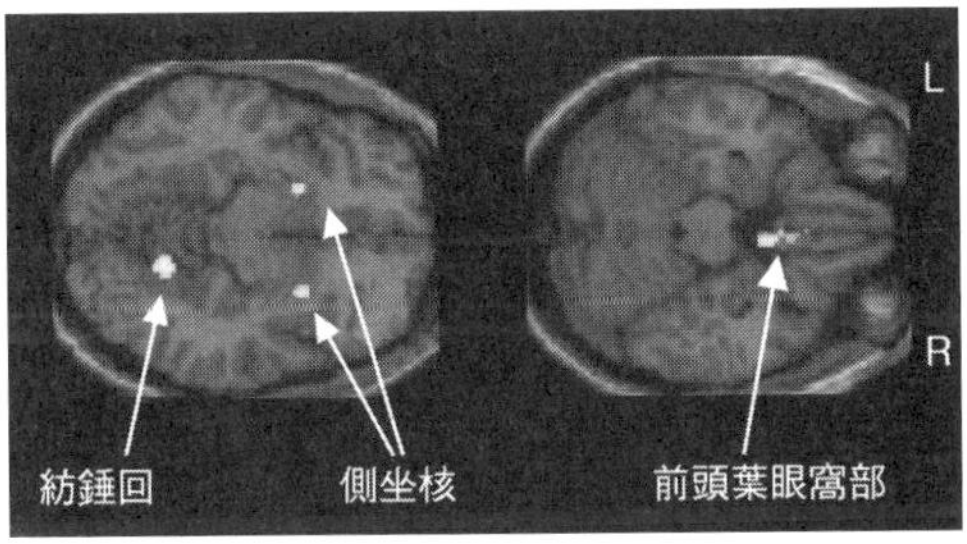

次第に副交感神経が上昇するにつれ、感情にかかわる側坐核《そくざかく》と前頭葉眼窩部の神経活動が高まる。これは精神的安定が得られることを示す 検証2

検証3 脳が休まる、休息する

次のMRI画像（3次元画像）は、ホメオストレッチによって深い安らぎ（催眠的リラクセーション）が得られていることを示す脳の活性ポイントです。

ホメオストレッチで下側頭皮質と外側頭皮質、紡錘回の神経活動が上昇したことは、催眠時リラクセーションの脳内表像の出現を意味しています。

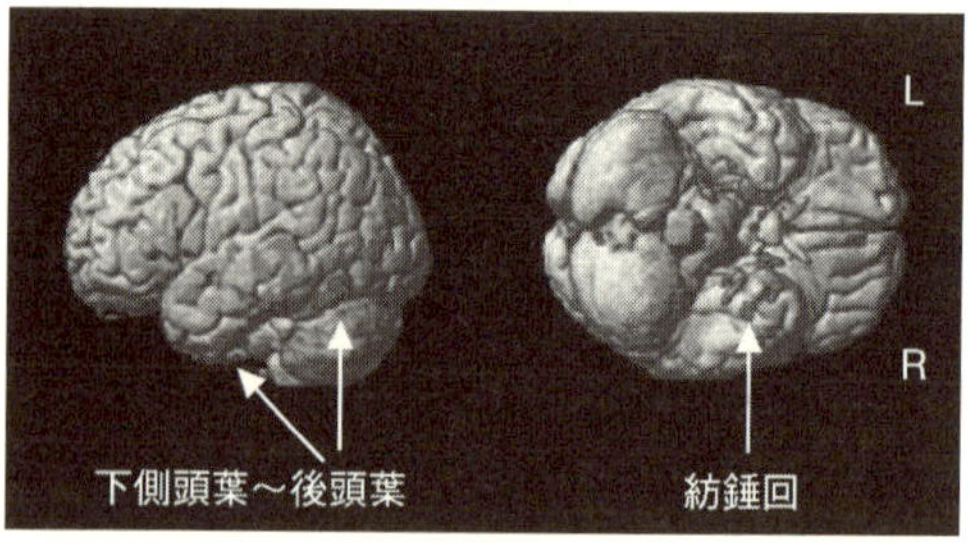

ホメオストレッチで下側頭葉から後頭葉、紡錘回《ほうすいかい》の神経活動が上昇する 検証3

検証4 緊張が緩和し、姿勢がよくなる

ヒトの重心保持機能は、さまざまな心理的・精神的負荷に影響することが知られています。たとえば、心に不調をきたすと姿勢が悪くなる傾向があります。

ところが、ホメオストレッチを受けたあとでは、立っているときの重心動揺（姿勢安定の基準）に改善が見られます。

検証5 ストレス・レベルが低下する

「ストレスのレベル」がわかる指標として、唾液中の「クロモグラニンA（CgA）」という物質があります。交感神経系を反映するマーカーとして近年注目されていますが、ホメオストレッチ実施後のクロモグラニンA分析により、ストレスレベルが低下することが明らかになりました。

検証6 ストレス・ホルモンが減少する

「ストレス・ホルモン」として知られるコーチゾールという物質の量を測定した結果、ホメオストレッチを実施することでストレス・ホルモンが減少することが確認されました。

検証7 副交感神経優位になる（バイタルサイン計測）

私たちがリラックス状態のときは副交感神経が優位になり、心拍数や呼吸数が減少します。そこで、「バイタルサイン」と呼ばれる体温・呼吸・脈拍・血圧などを計測することにしました。ホメオストレッチ実施後、呼吸数・心拍数は減少し、血圧は低下、末梢皮膚温は上昇するなど、生理的にもリラクセーション状態をつくり出していることが確認されています。

検証8 リラックス反応を起こす（瞳孔測定）

バイタル測定に加え、目の瞳孔測定によっても、ストレス度を判定することができます。瞳孔は光刺激に反応し、縮んだり開いたりしますが、その瞳孔の反応スピードなどから、自律神経の状態がわかるのです。その結果、ホメオストレッチは瞳孔括約筋の収縮に影響を与え、自律神経にかかわっており、リラクセーション反応を起こすと判断されます。

検証9 ストレス波が減少する（脳波測定）

ホメオストレッチを実施すると、ストレス波と呼ばれるベータ波が減少し、リラクセーション状態を示す脳波に変化することが確認されました。

検証10 慢性疲労症候群を改善する

「慢性疲労症候群」とは、その名前とは裏腹に、単に疲れがたまったという軽い病気ではありません。重度になると、障害者手帳が交付されるれっきとした難病で、いくら休んでも疲労感がとれず、夜もなかなか寝られないという方が多いのです。

大阪市立大学の研究（２００７年、関西福祉科学大学の倉恒弘彦教授発表「慢性疲労症候群患者に対する1回のホメオストレッチ実施の効果」）では、慢性疲労症候群の患者16人を対象にして、1回15分のホメオストレッチを週1回で、計10回行いました。

次の図は、ホメオストレッチの前後で自律神経系の変化をグラフにしたものです。副交感神経が活性化され、交感神経が抑制されたことがわかります。

つまり、ホメオストレッチによって、リラクセーション状態になったことが医学的な研究でも明らかになったのです。

同時に行われた心理質問票でも、疲労感の変化、気分の落ち込みの変化、イライラ感の変化、不安感の変化、緊張感の変化について、統計的に有意な改善が示されています。

ホメオストレッチは自律神経系に働き、慢性疲労を改善する

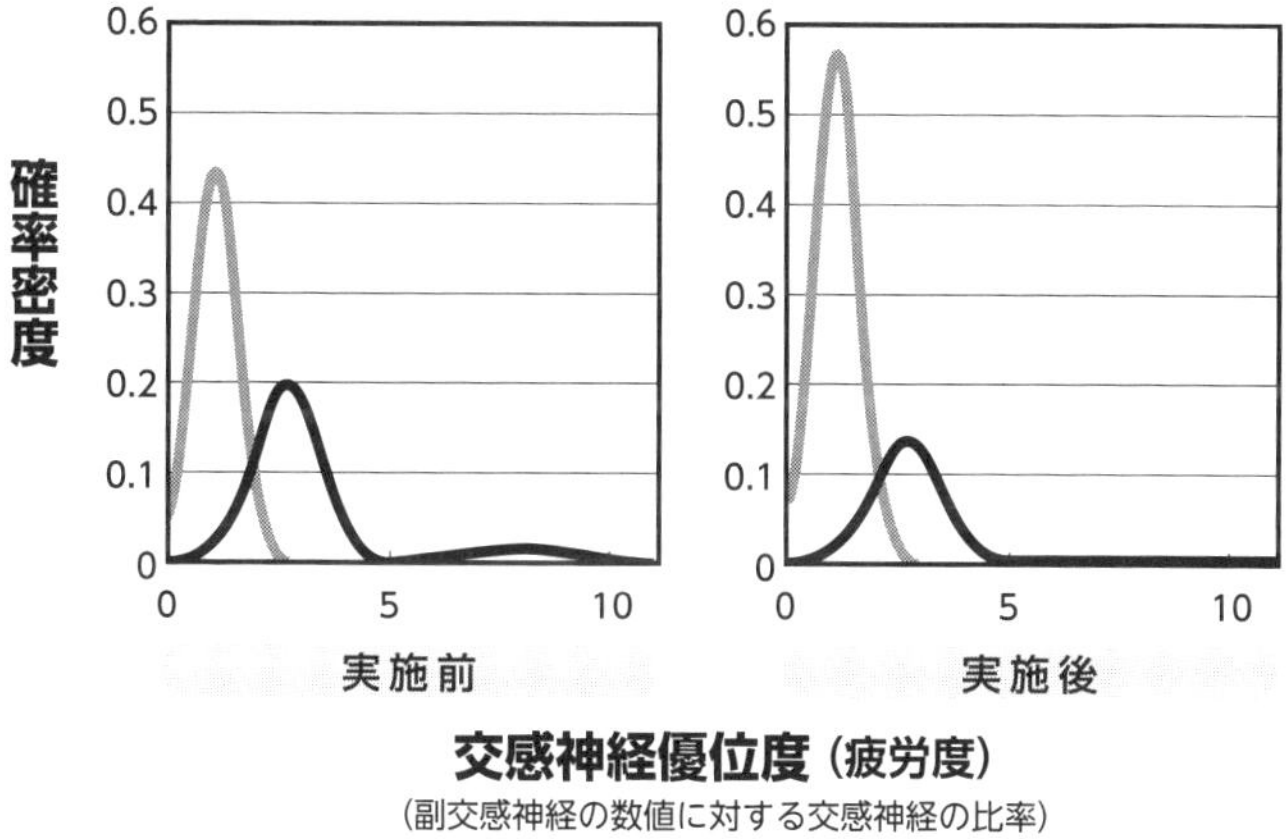

疲労度が小さいグループ（アミ線）と疲労度が大きいグループ（実線）ともに、ホメオストレッチ実施後、交感神経優位度が下がった。とくに、実施前の横軸にある５超（かなりの疲労）の実線が、実施１時間後にはなくなっている

自律神経の働き

交感神経（アクセル）

やる気や集中力など心身の活動を活発にする働き

（交感神経優位になると心拍数は速くなり、体温は低下、血圧上昇、呼吸は速くなる）

副交感神経（ブレーキ）

リラックスや休息など心身の活動を抑制する働き

（副交感神経優位になると心拍数は遅くなり、体温UP、呼吸は深くゆっくりになる）

じつは、この研究中におもしろいエピソードがありました。そもそも慢性疲労症候群の患者さんを対象にした研究というのは、実施がかなり難しいのです。というのも、強度の疲労感を持っているために、来ていただくまでが大変。当日になって、「行くつもりだったのですが、今日は外に出られない」というキャンセルがよくあるのです。

そんな方々ですから、本当ならば外出するだけでも精いっぱいなはずです。ところが、私のところでたったの15分ホメオストレッチを受けただけで、予想以上に元気になってしまって、何年かぶりにデパートに行って買い物をしたという人がいました。もっとも、久しぶりの人込みだったので、帰ったらクタクタに疲れてしまったというオチがついていましたが。

たしかに、ホメオストレッチによる癒しの正確なメカニズムとなると、まだ完全に解明されたわけではありません。しかし、抗重力筋を刺激することによって、考案者の私自身でも驚くほどの素晴らしい効果があるのだということは、この研究をはじめとして、4章で紹介するさまざまな事例を通じて確信するに至りました。

3章

実践！驚くほど脳が元気になる「ホメオストレッチ」

1日10分ですっきり！　ラクになる！

ホメオストレッチを始めよう

では、いよいよホメオストレッチの実践に入りましょう。ここまで説明してきたように、ホメオストレッチの最大の目的は、脳のストレスを解消することにあります。つまり、抗重力筋に刺激を与えることによって、脳疲労をとるわけです。

ストレッチという言葉を聞くと、筋肉や関節、腱を伸ばす運動を想像するかもしれません。

しかし、ホメオストレッチは必ずしもそうではありません。「伸ばす」対象は、あくまでも脳の働きであるという考え方です。脳をすっきり伸び伸びさせることもまた、ストレッチなのです。

もちろん、筋肉を伸ばす動きをすることで、気持ちがよくなって脳がすっきりするという動きもあります。ただ、それだけではなく、太ももの筋肉を伸展したり足の指を回したりといった、ホメオストレッチ独特の動きもあるのです。

私がスクールで教えるホメオストレッチは、2人でペアになって行う本格的なものが中心ですが、本書では、いつでもどこでも手軽にできることを優先して、1人でできるホメオストレッチを中心に紹介していくことにします。

ホメオストレッチのポイントは4つ。呼吸、リズム、フォーム、集中です。ゆったりと深い呼吸しながら、一定のリズムで動くこと。そして、正しいフォームになるように、集中することが大切です。とはいえ、あまり神経質になることはありません。肩に力を入れないで、ラクな気持ちでやってみてください。

筋肉のトレーニングではありませんので、痛みやつらさを感じたら、けっして無理をしないこと。そこでストップして休むことも重要です。また、長時間やればいいわけでもありません。指定された時間を目安にして、疲れないうちに終わらせてください。

1日に何回やらなくてはいけないとか、毎日欠かさずにやらなくてはならないということもありません。むしろ、そのように「……しなくてはいけない」と考えると、自分にプレッシャーをかけてしまうことになり、かえってストレスになってしまいます。やりたいときにやればいいのです。そして、やった分だけ脳が気持ちよくなることだけは間違いありません。

次に、ホメオストレッチの効果を、わずかな時間で実感していただくために、お試し版を用意しました。理屈はあとで説明しますので、まずはこの4つの動きを実践してみてください。

1回やるだけで、必ず効果が感じられるはずです。効果を実感したら、さらに以下に用意してある、「朝がつらい人に効く『めざめのコース』」「なかなか眠れない人に効く『やすらぎのコース』」「ストレス改善に効く『瞑想ホメオストレッチ』」「症状別ホメオストレッチ」など、各種のホメオストレッチを試してみてください。

最初は1週間を目標にしましょう。1週間続ければ、あなたの脳の疲れは、かなり解消されているはずです。

気分の落ち込みに効く

効果実感！　お試しA

脊柱起立筋、胸鎖乳突筋、大腰筋、腸骨筋、
腹直筋、腹横筋を刺激

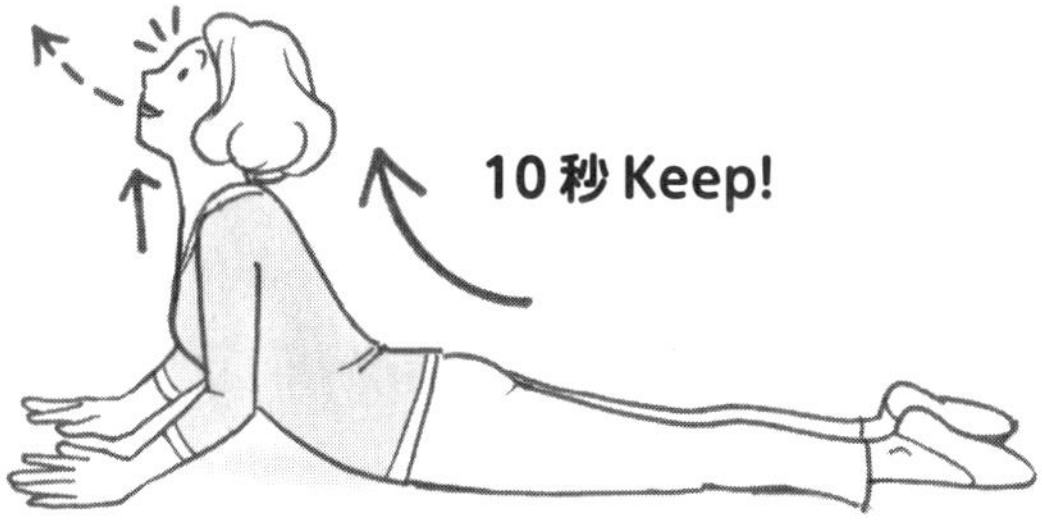

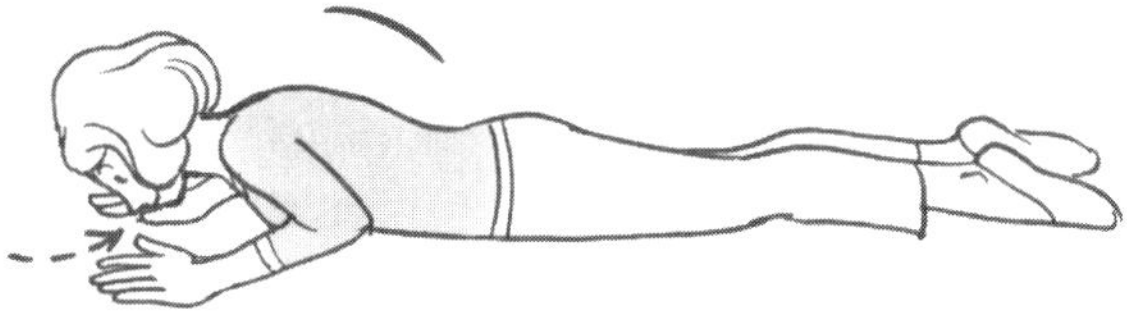

腹ばいになったら、息を吐きながら上体を起こす。目を大きく開け、アゴを上げて（のどを伸ばして）、その姿勢を10秒間キープ。その後に、息を吸いながら力を抜く。これを3回繰り返します。

効果

- 気分の落ち込みにとくに効く
- 目の疲れをとる
- 記憶・学習力向上

脳の活動を高める

効果実感！　お試しB

背部の広背筋、三角筋、上腕筋、僧帽筋、肩甲骨内縁筋を刺激

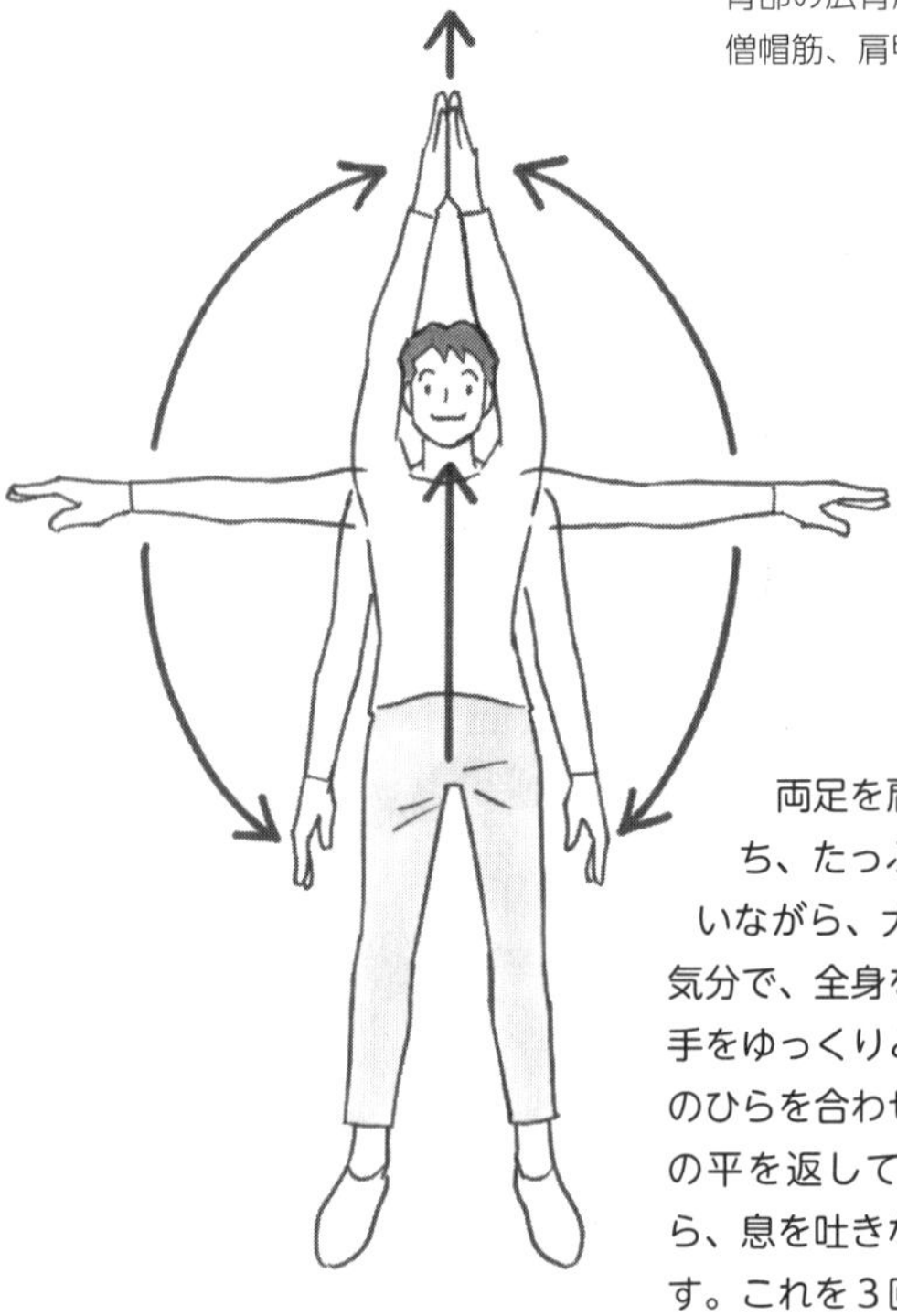

両足を肩幅ほど開いて立ち、たっぷりと息を鼻で吸いながら、大きな木になった気分で、全身を伸ばしながら両手をゆっくりと頭上に上げ、手のひらを合わせる。そのまま手の平を返して５秒キープしたら、息を吐きながら両手をおろす。これを３回繰り返します。

効果

- **脳の活動を高め、やる気を引き出す**
- **肩こりに効く**
- **気分の落ち込みを改善する**

よく眠れるようになる

効果実感！　お試しC

背部の広背筋、脊柱起立筋、大腰筋、腸骨筋、腰方形筋を刺激

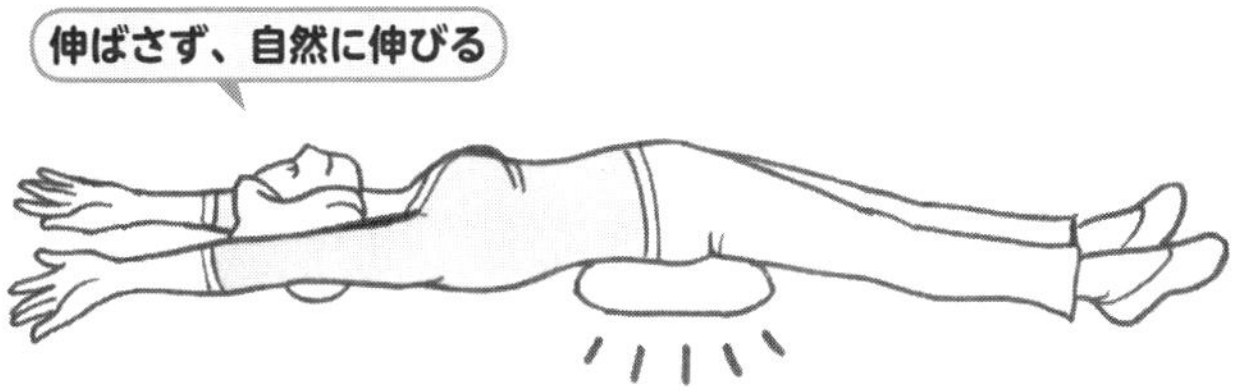

① 枕（あるいは座ぶとんを二つ折りにしたもの）をお尻に当てて、あおむけに寝たら、両手を上げ、その状態で１分間キープ。体に力を入れず、だらんとしているだけで構いません。

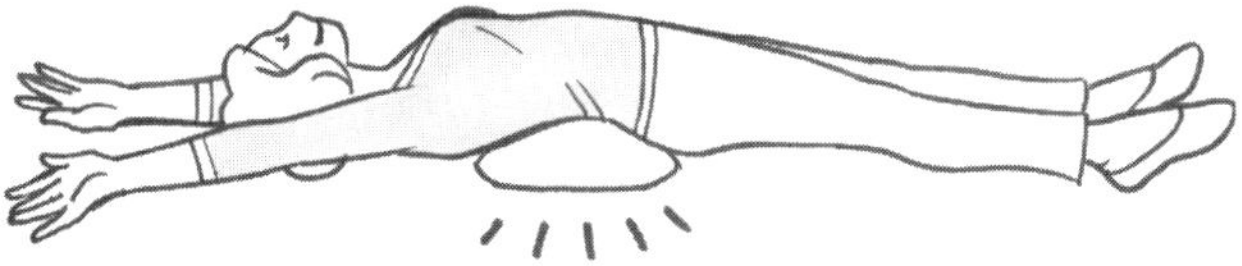

② お尻に当てていた枕（座ぶとん）を腰の部分に移動。その状態で１分間キープ。

効果

- **良質の睡眠に導く**
- **腰の疲労をとる**
- **気分の落ち込みを改善する**

Aは目を大きく見開くことがポイントです。これで自律神経の働きが活発になり、気分をすっきりさせてくれます。とくに、午前中にピッタリ。体が重くて動くのがおっくうだという人に適しています。また、背中を反らすことで、抗重力筋の一つである脊柱起立筋に刺激を与えます。

Bは、大きな木になった気分で行うのがいいでしょう。大木があたかも天に届くかのように、グンと伸びていくイメージです。真上に伸びたら、次は木の枝が大きく世界に向かって広がるように下ろしていきます。この動きは、朝起きて体がだるいときにも、寝つきが悪いときにも効果があります。また、腰を伸ばすことで腰痛にも効果があります。

Cは、抗重力筋である大腰筋と腸骨筋をしっかり伸ばして、筋肉の疲れをとり、脳をリフレッシュするのが目的です。体に力を入れる必要はありません。だらんとしているだけで、ストレッチ効果があります。

大腰筋と腸骨筋は、歩くときに使われる筋肉です。二足歩行する人間が常に使う筋肉ですから、かなり酷使されています。それを伸ばすことで、腰の部分に蓄積した疲労を取り除くことができるのです。腰が悪い人には、短時間で効果が実感できるでしょう。

朝、交感神経を活性化！
めざめのコース

お試し版はいかがでしたか？　効果が実感できたら、これからご紹介するさまざまなホメオストレッチにトライしてみてください。

「朝なかなか起きられない」

「朝がつらくてたまらない」

そういう人に、ぜひやっていただきたいのが、この「めざめのコース」です。

最近では、自律神経の切り替え（コラム参照）がうまくいかないために、すっきりとした朝の目覚めが得られない人が増えています。

しかし、ぼんやりしたまま日中を過ごすと、今度は夜になって質のよい睡眠がとれません。そうして寝起きの悪さをそのままにしておくと、うつの原因になり、うつが進行するとさらに寝起きが悪くなるという悪循環をもたらしてしまうのです。

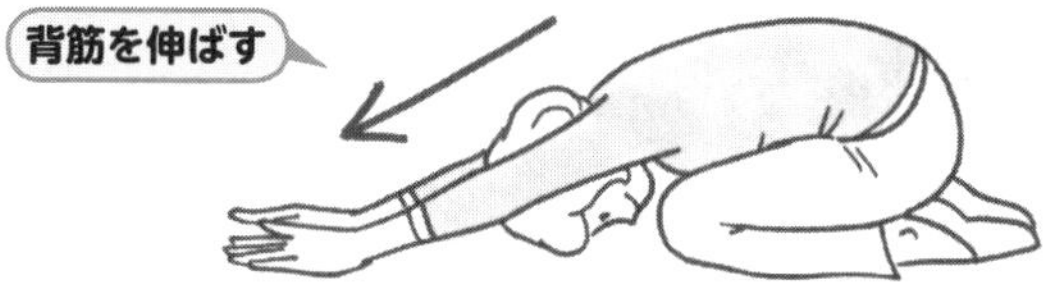
背筋を伸ばす

④ 正座の状態から、ゆっくり両手を前に伸ばしていき、背中が伸びたところで10秒間キープ。これを3回繰り返します。

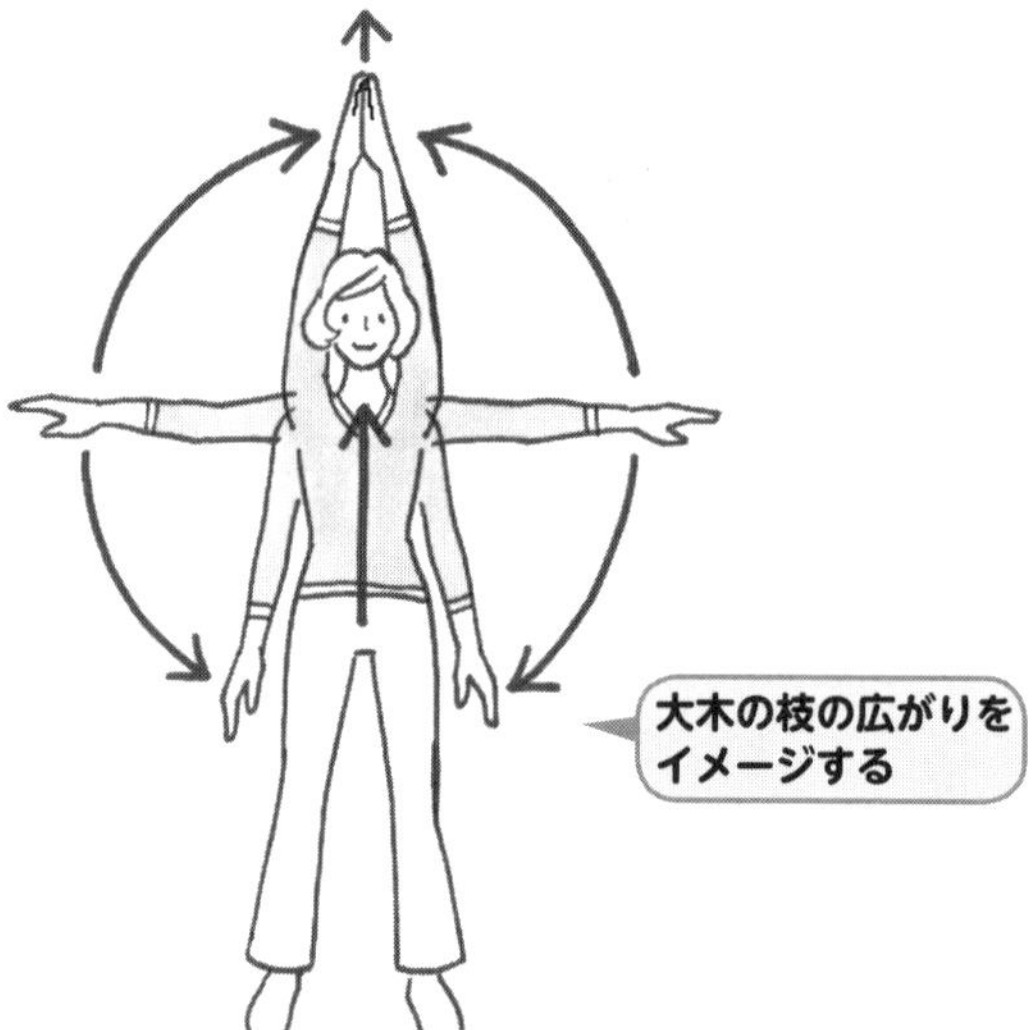
大木の枝の広がりをイメージする

⑤ 寝床から起き上がり、両足を肩幅ほど開いて立つ。たっぷりと息を鼻で吸いながら、大きな木になった気分で、全身を伸ばしながら両手をゆっくりと頭上に上げ、手のひらを合わせる。その状態で手の平を返して5秒キープしたら、息を吐きながら両手をおろす。これを3回繰り返します。

めざめのコース

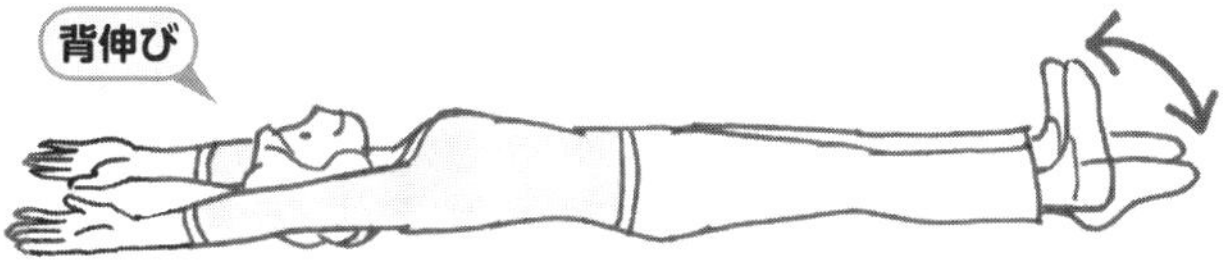
背伸び

① 朝、目が覚めたら背伸び。あおむけの姿勢からグッと背のびをして全身の筋肉を伸ばす。そして、足首を倒したり起こしたりして十分に筋肉を伸ばす。力まずにゆっくり行います。

② あおむけの姿勢から、両手で両膝を抱え込み、腰の筋肉を30秒ほど伸ばす。次に、そのまま首を持ちあげて10秒キープ。これを3回繰り返します。

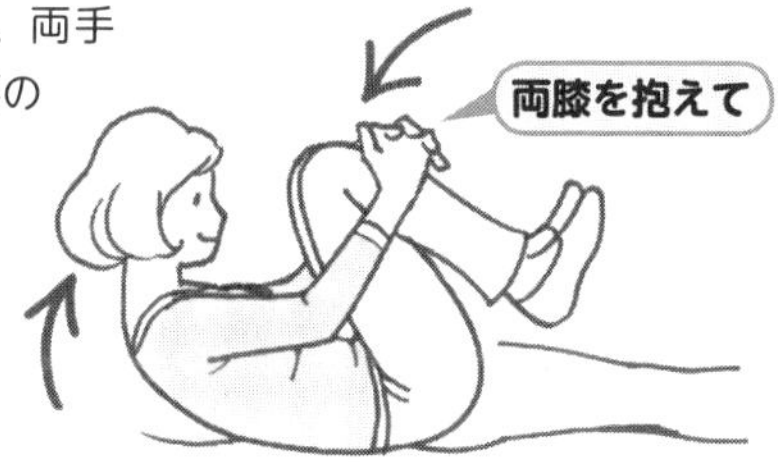
両膝を抱えて

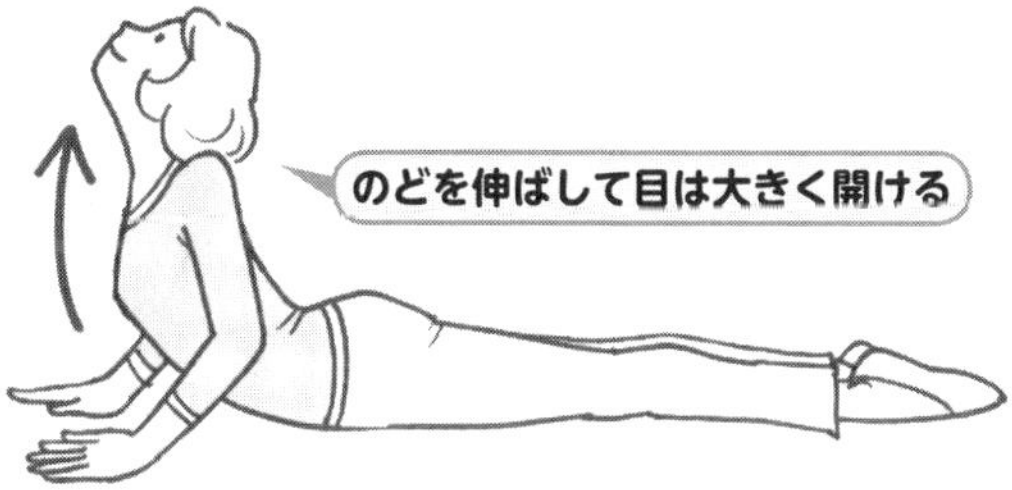
のどを伸ばして目は大きく開ける

③ 腹ばいになったら、息を吐きながら上体を起こす。目を大きく開け、アゴを上げて（のどを伸ばして）、その姿勢を10秒間キープ。その後に、息を吸いながら力を抜く。これを3回繰り返します。

この「めざめのコース」には、そうした悪循環を断つ効果があります。朝起きてすぐの食事前にやることにより、自律神経のうちの交感神経を活性化して、体と脳を目覚めさせてくれます。

じつは、20年以上変わらず、私が第一に学生に教えるのは、まさにこの「めざめのコース」です。①から⑤まで、全部を通してやっても5分程度。朝の忙しい時間でも、ベッドの上で手軽にできるのがメリットです。3回繰り返す動きは、時間がなければ2回でもかまいません。

●○●

①では体全体を十分に伸ばすことで、体を覚醒させることが目的です。続いて、②で膝を抱きかかえる動きをしますが、これは胃腸の働きを活発にするためです。②をすることで朝ご飯を食べる体の準備ができるわけです。

③は、お試しAとして取り上げた動きです。目を大きく見開くことで、交感神経を活発にして、体だけでなく脳もしっかり目覚めさせてくれます。アゴを上げて、のどを意識して伸ばしてください。のどはストレスが出やすい場所で、ストレスがたまって緊張すると、

ツバが飲み込みにくくなったり、空咳《からせき》が出たりします。そうした緊張を朝のうちに取り除いておけば、その日のスタートを気持ちよく切ることができます。

④では、③で伸ばした脊柱起立筋に加えて広背筋も伸ばします。ここまでくれば、起きたばかりでぼんやりしていた脳も、かなり目覚めていることでしょう。

⑤は、お試しBと同じです。詳しい説明は前項に書きましたが、自分が大木になった気分で、のびのびと行ってください。

コラム

自律神経（交感神経・副交感神経）とは

自律神経とは、私たちの意志とは関係なく、内臓の働きや体温・呼吸などをコントロールしてくれている神経のことです。主に体の働きを活発化させる交感神経と、体を休める副交感神経という２つの神経系からなっており、相反するこの２つの神経がシーソーのように働いているのが特徴です。日中には交感神経の働きが強くなって、血圧や体温が上がったり、心臓の拍動や呼吸が早まったりすることで、私たちは活発に活動ができます。一方、夕方になると副交感神経の働きのほうが強くなって、血圧や体温は下がり、心臓の拍動や呼吸もゆっくりとなって、心身ともにリラックスするのです。

ところが、ストレスによって脳に疲労がたまると、こうした自律神経の切り替えがうまくいきません。夜になっても体が興奮状態のままで眠れない、日中でもぼんやりしたままという症状が出てしまいます。これが、いわゆる自律神経失調症であり、頭痛やめまいなどの不定愁訴や、うつをはじめとするさまざまな病気の原因となってしまうのです。

寝る前に、副交感神経を活性化！
やすらぎのコース

不眠は万病の元です。質のよい睡眠をとることによって、私たちの体や脳は疲労から回復でき、免疫力の向上やストレスの除去が図れるのです。

ところが、仕事や人間関係のストレスをためこんだり、夜遅くまでパソコンやゲームをして緊張状態が続いていると、交感神経が活発なままになり、なかなか眠りに入ることができません。それが、近ごろ増えている不眠症の大きな原因となっています。さらに、不眠はうつの初期症状でもあり、うつの進行を早める重要な要素でもあります。

ここで取り上げる「やすらぎのコース」は、どれも副交感神経を活性化することで、脳を眠れる状態に持っていく効果があります。全部をやっても5分程度でできますので、夜寝る前にぜひ試してみてください。

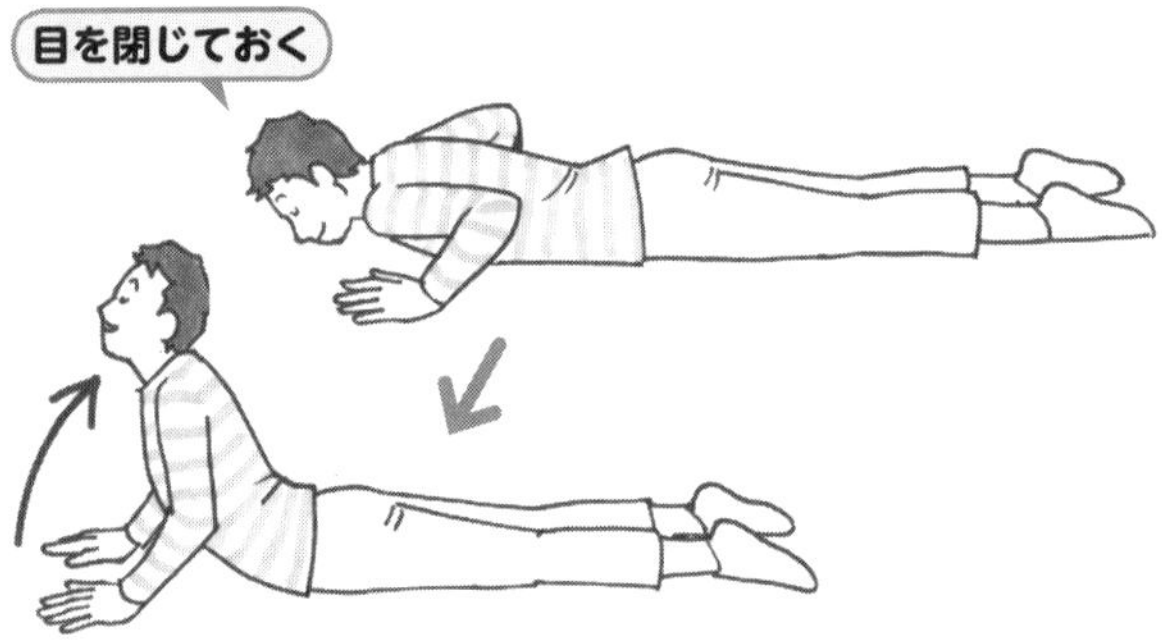
目を閉じておく

④ うつぶせになり、目を閉じたまま、息を吸いながら上体を起こし、上体を起こした状態で５秒キープ。終わったら、息を吐きながらもとに戻す。２～３回繰り返します。背筋の疲労を取り除く効果があります。

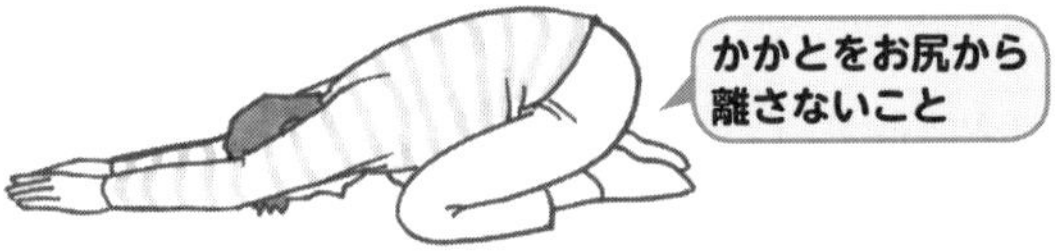
かかとをお尻から
離さないこと

⑤ 正座の状態から、手を伸ばして前屈する。背中をグッと伸ばすのがポイント。伸ばした状態で 10 秒キープ。終わったら、正座の状態に戻る。これを３回繰り返します。腕や肩甲骨、背筋を伸ばすことを意識してください。

⑥ 手のひらを上にして、あおむけになる。気分を静め、自分自身に語りかけるように「日に日に私はあらゆる面でよくなっていく」と３回唱える。終わったら、全身の力を抜いて、楽な姿勢で休んでください。

やすらぎのコース

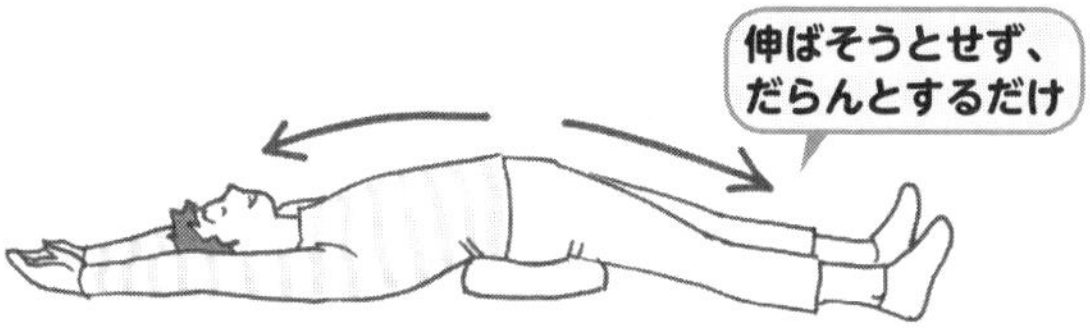
伸ばそうとせず、
だらんとするだけ

① 高い枕（あるいは座ぶとんの二つ折り）をお尻に当てて、あおむけに寝たら、両手を上げ、その状態で１分間リラックス。

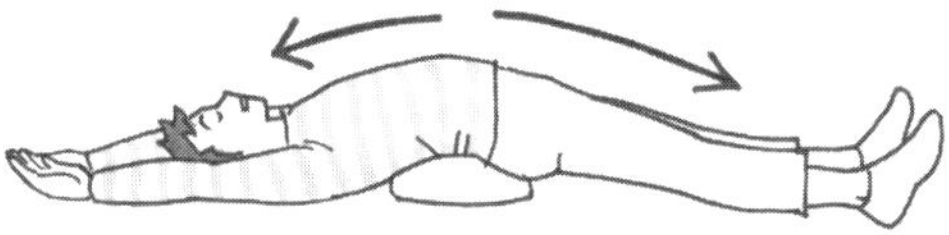

② 枕の位置を腰の部分に移動。同様に１分間キープする。①と②によって筋肉を伸ばして緊張を取り、良質な睡眠がとれるようになります。

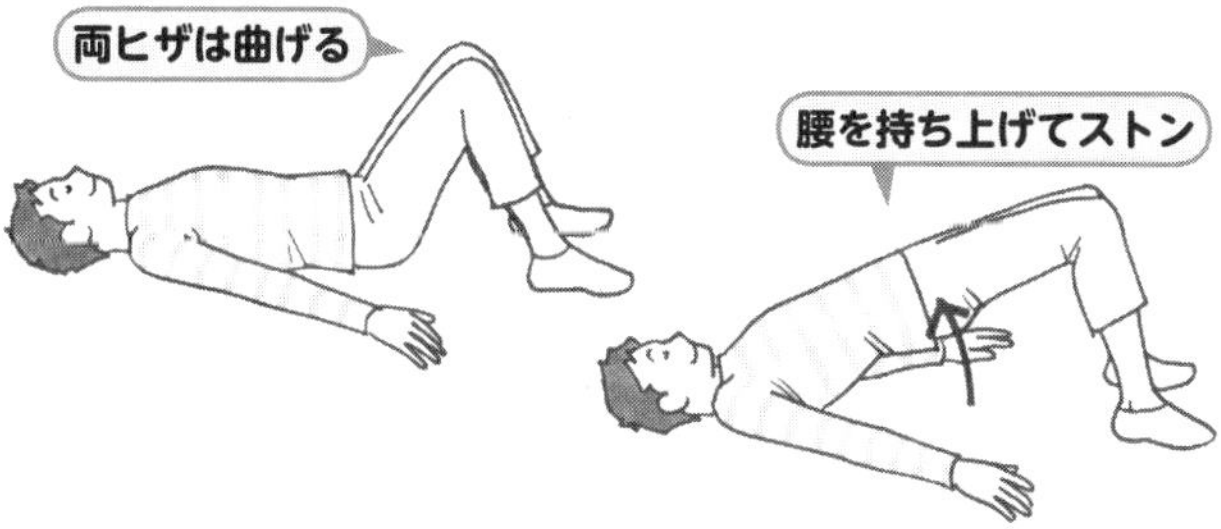
両ヒザは曲げる
腰を持ち上げてストン

③ 膝を立て、息を吸いながら腰を持ち上げる。その状態で５秒キープ。終わったら、息を吐きながら腰をストンと落とす。２～３回繰り返します。腰部の疲労を取り除く効果。大殿筋、大腿二頭筋、脊柱起立筋を意識すること。

それぞれの動作は、ゆっくりとやることがポイント。急いで動くと交感神経が活発になってしまい、逆効果になる恐れがあるので注意してください。

●○●

①②はお試しCと同じ動きです。そこでも説明したように、抗重力筋である大腰筋と腸骨筋を伸ばして、筋肉の疲れをとるのが目的です。

じつは、筋肉を伸ばして緊張を解いておかないと、人間は良質な睡眠がとれないのです。一般に、立っているときの筋の緊張度を100としたとき、横になると20まで下がります。下がったことによって筋肉から脳に伝わる信号量が減って、私たちは眠れるようなしくみになっています。

ところが、体が緊張していると、横になっても緊張度が下がりません。そうすると脳も緊張したままとなり眠れなくなります。ですから、スムーズな入眠、気持ちよいめざめには、まず全身的な緊張をとることが重要だということを頭に入れておいてください。

③と④は、腰を中心とした筋肉の緊張をとる操作です。1日じゅう仕事をしてると、どうしても腰の周囲の筋肉が疲れますので、それをその日のうちにとっておこうというわけ

です。

⑤と⑥で注目したいのが、目と呼吸。体の動き自体は「めざめのコース」の③④と同じですが、目の使い方と呼吸が逆になっています。朝は交感神経を活性化するのが目的でしたが、夜は眠りに入る準備として副交感神経を活性化することを目的としているからです。

⑦の動きは、「めざめのコース」の④と同じで、肩甲骨まわりの筋肉や、脊柱起立筋を刺激します。ただ伸ばすのではなくて、じゅうぶん伸ばした後に、しっかりと力を抜くという動作を繰り返すのがポイントです。

たった1分で心を落ち着かせる
瞑想ホメオストレッチ

ストレスで心が落ち着かない人、心が乱れていると感じている人に最適なストレッチです。リラックス効果が非常に高く、たった1分でスッと心が安らぎます。学生さんならば試験や面接の前。ビジネスパーソンならば、大事な商談やプレゼンの前にやってみるのもお勧めです。

このホメオストレッチは、体の代謝を下げて副交感神経を優位にすることで、一種の瞑想に近い状態にしてくれます。瞑想というと、何やら難しいように思われるかもしれませんが、それを簡単に実現してくれるのです。

一般に、「代謝が下がる」というと、よくないイメージがあるかもしれませんが、ストレスがかかっていると、私たちの体は交感神経が優位になり、代謝が上がるのです。それが過度になると、心身は興奮状態となり、心臓はドキドキ、呼吸はハアハアして、パニックに陥ってしまうわけです。そういうことにならないよう、代謝を下げることで落ち着きを取り戻し、リラックスした気分にしようというのが目的です。

この「瞑想ホメオストレッチ」では、太ももにある大腿四頭筋に両手で圧をかけます。抗重力筋である大腿四頭筋を刺激することで、リラックス効果を生み出すのです。大腿四頭筋は大きいので、足の付け根近く・中ほど・膝頭近くと、3つの部分に分けて行います。

瞑想ホメオストレッチ

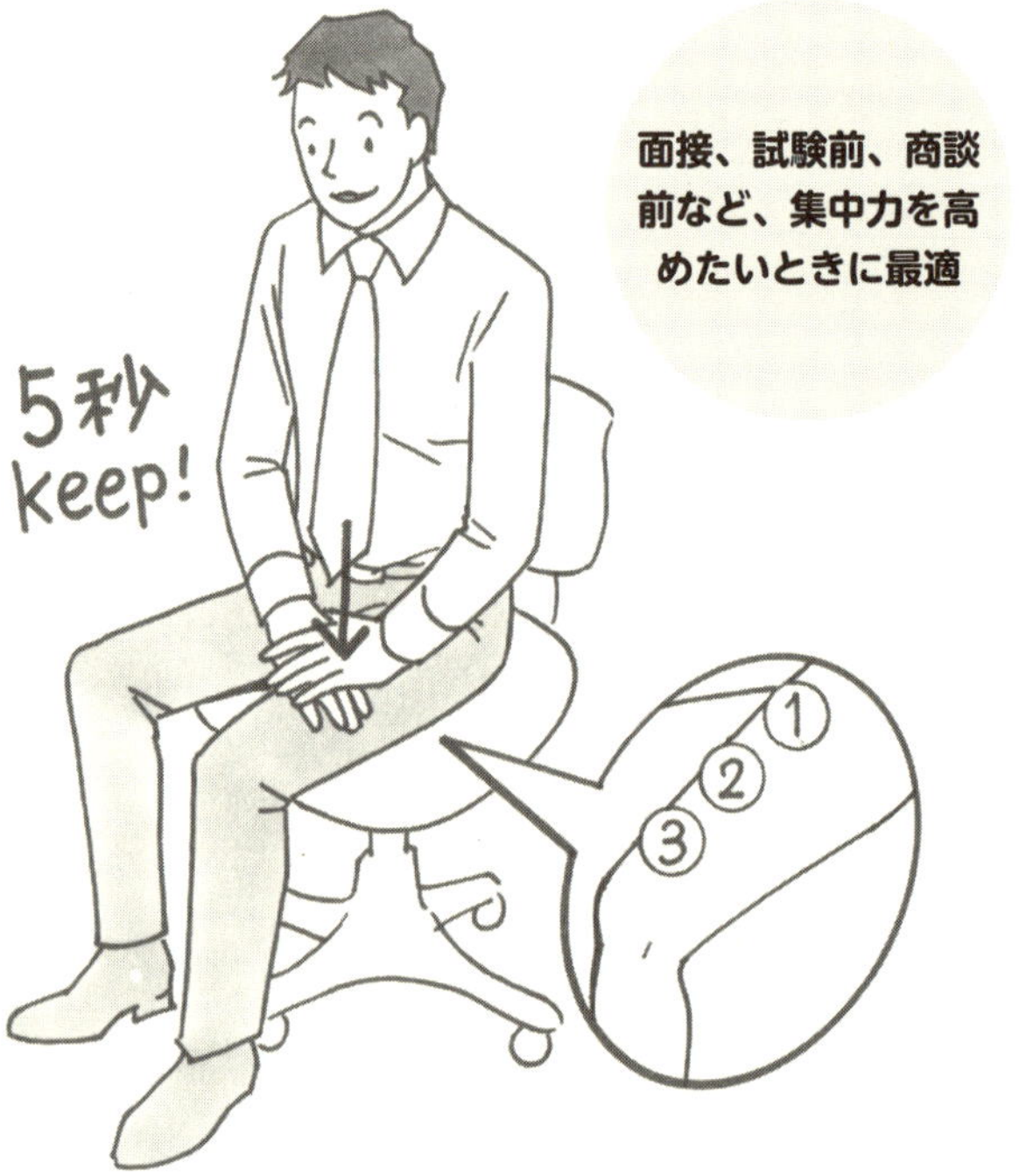
面接、試験前、商談前など、集中力を高めたいときに最適
5秒
keep!
1
2
3

椅子に座り、太ももの上に軽く両手を置く。左足の場合は右手が下、右足の場合は左手を下にする。そうしたら、息を吐きながら、5キロ前後の圧で真下の方向に押し、押したまま5秒間キープ。5秒たったらふわっと放す。これを3回繰り返します。

キープしている間は静かに呼吸するか、息を止めます。手を放すときは、息を吸ってください。

これを、足の付け根近く・中ほど・膝頭近くの3か所で行い、さらに反対側の足に対しても同様に行う。

コツは、心を集中して、あたかも水が砂にしみ込んでいくように、静かにゆっくりと圧を加えていくことにあります。5キロ前後という圧は、体重計を使って練習するといいでしょう。体重計に両手を置き、重さを見ながら力を入れていくことで、感覚をつかんでください。

細かくいうと、最初はそっと手を置き、2秒ほどたったあたりから徐々に力を込めていきます。5秒かけて、「圧が5キロに達したな」と思ったところで、圧をかけたまま5秒間静止するわけです。5キロというのは、あくまでも平均的な数字であり、子どもや年配の方なら4キロ、大柄な男性なら7キロぐらいが適切です。

押し方としては、手で押すのではなく、「胸で押す」イメージです。息を吐くと同時に体も沈んでいきますので、それに合わせて自然に圧がかかっていくのが理想的です。

両ももの3か所が終わったころには代謝がだいぶ下がり、心拍数や血圧も下がっているはずです。

症状別

イヤなことを忘れたいときは
副腎ホメオストレッチ

次に、身近な不調や不定愁訴に効くホメオストレッチをいくつか紹介しましょう。会社や出先でも、手軽にできるものばかりです。ぜひ毎日の生活に取り入れてください。

仕事でうまくいかずにイライラしているとき、人間関係でイヤなことがあってムカッときたとき――そんなとき、一瞬で効くホメオストレッチがあります。それがこの「副腎ホメオストレッチ」です。

ストレスに関係の深い器官である副腎を刺激することで、イライラ、ムカムカを忘れさせてくれるのです。副腎というのは腎臓の上にあって、さまざまなホルモンを分泌する器官です。ひどく疲れたときに、私たちはよく腰の上をトントンと軽く叩きます。じつは、そこが副腎の場所なのです。

私たちの心身にストレスがかかると、それに立ち向かうために、脳から副腎に命令が行き、副腎皮質からストレスホルモン（カテコールアミンとコルチゾール）が分泌され、副腎髄質からはアドレナリンやドーパミンなどのホルモンが分泌されます。副腎は懸命に仕事をするわけです。

そんな副腎の位置を意識して、このホメオストレッチによっていい刺激を与えることで、ストレスを改善しようというわけです。

副腎ホメオストレッチ

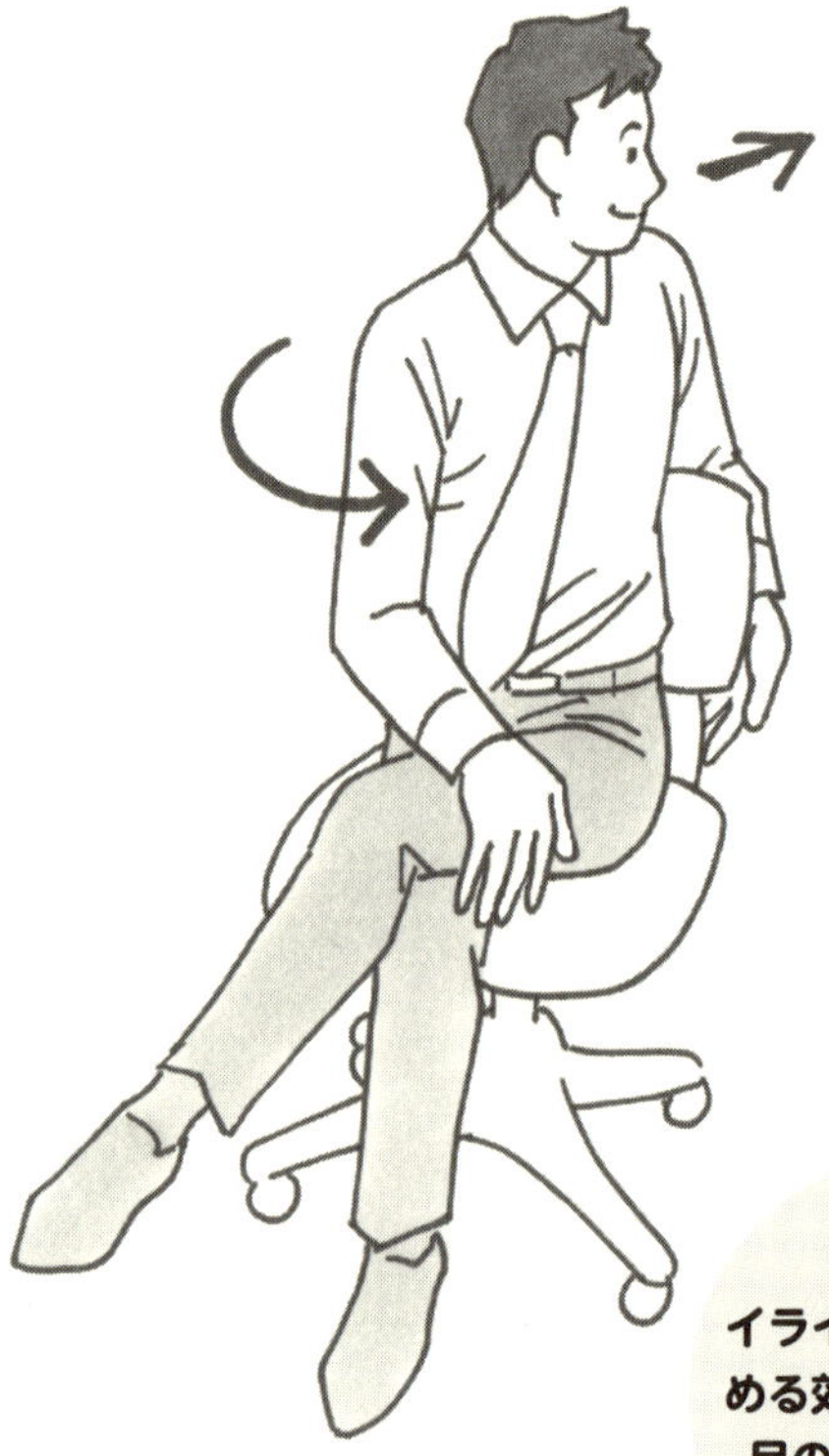

イライラ、怒りを鎮める効果。仕事中の目の疲れにも OK

椅子に座ったまま足を組み、椅子の手すりをしっかりと持って、腰をひねる。顔も後ろに向け、首も伸ばして 10 秒キープ。これを左右 3 回ずつ繰り返します。

症状別

怒りと落ち込みが消えていく
表情筋ホメオストレッチ

うつの人は、表情に変化がないのが特徴です。外からの刺激があっても無表情のままでいるのも、うつを見分ける一つのポイントでもあります。脳疲労によって、抗重力筋の一つである表情筋が緊張しているために、豊かな表情がつくれないわけです。

本格的なうつとはいかないまでも、ストレスで脳疲労を起こしていると、本人が気づかないうちに表情筋が緊張してしまいます。睡眠不足や過労で、知らぬ間に歯を食いしばっていたという経験はありませんか？　それもまた、表情筋が緊張している証拠です。表情筋の一つである咬筋が緊張しているために、かみしめる力が強くなりすぎているのです。

そこで、逆に表情筋を刺激することで、脳にいい影響を与えようというのが、この「表情筋ストレッチ」です。上司からイヤなことをいわれたとき、落ち込んだ気分のときには、トイレに駆け込んで、鏡の前でこのストレッチをしてみてください。

〈やり方〉

大きく目を見開くイメージで眉毛をグッと上げ、口も大きく開けます。そのままの状態で5秒キープしてから力を抜いてください。これを5回ほど繰り返します。

〈効果〉

・緊張をとりのぞく
・怒りを鎮める
・眉間のシワがとれる

もちろん、どこでやってもいいのですが、正直いって、ちょっと間抜けな顔になります。やはり、誰にも見られない場所でやるのがいいでしょう。

このホメオストレッチは「怒髪天《どはつてん》」の筋肉をゆるめることによって、怒りを鎮めます。激しい怒りの形相になることを「怒髪天を衝《つ》く」といいますね。これは、怒りのために怒髪（逆立った髪）が冠をつきあげるという意味で、ニワトリのトサカが逆立つのは、眉間の前頭筋が関係しています。ですから、眉間の筋肉を刺激し続けると、怒りはもちろん、眉間のシワが目立たなくなるという効果もあるのです。

症状別

つらい肩こりと腰痛に効く
肩・腰ホメオストレッチ

デスクワークが中心の人や、仕事や家事で無理な姿勢をとることが多い人にとって、肩こりと腰痛は悩みの種。「今すぐ、このつらいこりと痛みをとりたい！」と思うときも、よくあることでしょう。

そんなときに覚えておくといいのが、次に紹介する「肩ホメオストレッチ」と「肩・腰ホメオストレッチ」です。

ひどい肩こりの人にオススメなのが「肩ホメオストレッチ」。その場で簡単にできます。前にも述べましたが、疲れたとき、私たちは腰をトントンと叩きます。その「副腎」の位置に両手をあて、首をぐーっと上に引き上げるだけ。のどをそらすようにするのがポイントです。首と肩に効くのを実感できるはずです。

次に、「肩・腰ホメオストレッチ」をご紹介します。肩こりに速攻で効くのが①。肩甲骨周辺の筋肉、とくに広背筋を刺激する動きです。その付近を意識してストレッチしてみてください。この姿勢をとるだけで、筋肉にかなりの緊張がかかっていたことを実感できるでしょう。

また、肩こりの遠因として、パソコンやスマートフォンの画面を長時間見つめていることで、目に負担がかかっている人も多く見受けられます。そうした人は、次項の「目の疲れに効く眼球ホメオストレッチ」を併せてやることをお勧めします。

腰痛をすっきりさせてくれるのが②と③。②では腰を伸ばすことを意識してください。腕を突き出すと同時に、腰を後ろに残すところがポイントです。同時に肩や背中も伸ばしますので、肩こりにも効果があります。③は「副腎ホメオストレッチ」で紹介したものと同じで、腰や首にも効果があります。

肩ホメオストレッチ

肩こりに

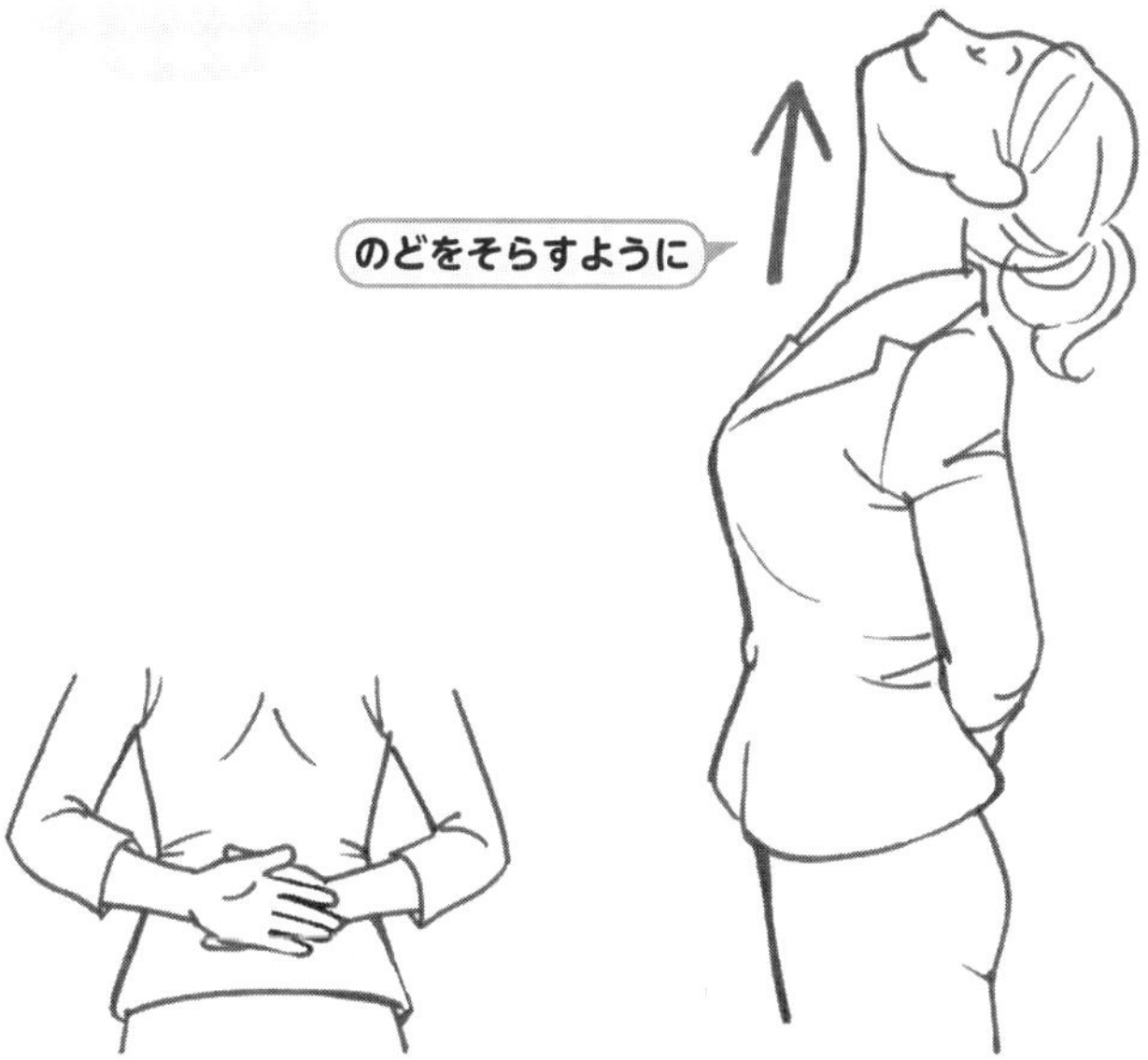

図の位置に両手を当て、副腎を刺激しながら、のどをそらせるように首をぐーっと上方向に引き上げていく。
これを２～３回繰り返します。

② 椅子に座り、顔の前で両手の指を組み、手のひらを向こう側に返す。腕をグッと伸ばし、腰を残しつつ上半身を前に倒して10秒間キープ。これを3回繰り返します。

肩と背筋と腰の
筋肉を刺激

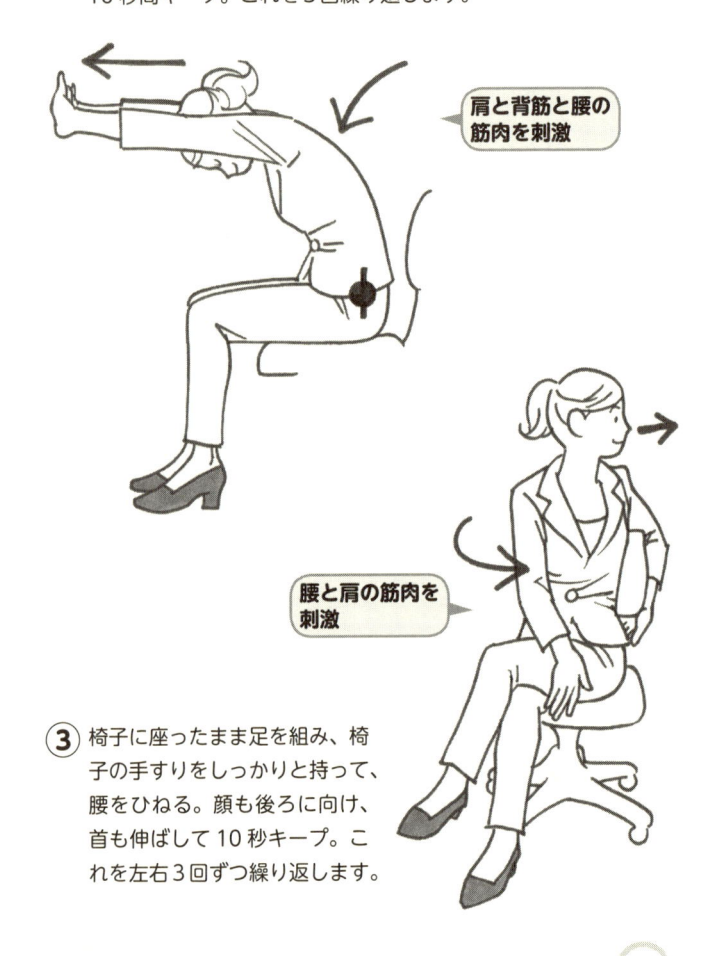

腰と肩の筋肉を
刺激

③ 椅子に座ったまま足を組み、椅子の手すりをしっかりと持って、腰をひねる。顔も後ろに向け、首も伸ばして10秒キープ。これを左右3回ずつ繰り返します。

肩・腰ホメオストレッチ

① 息を吐きながら、一方の腕を上に向かってグッと伸ばし、もう片方の腕を後ろに引く。10 秒程度キープしたら、スッと力を抜く。これを両腕で3回ずつ行ってください。

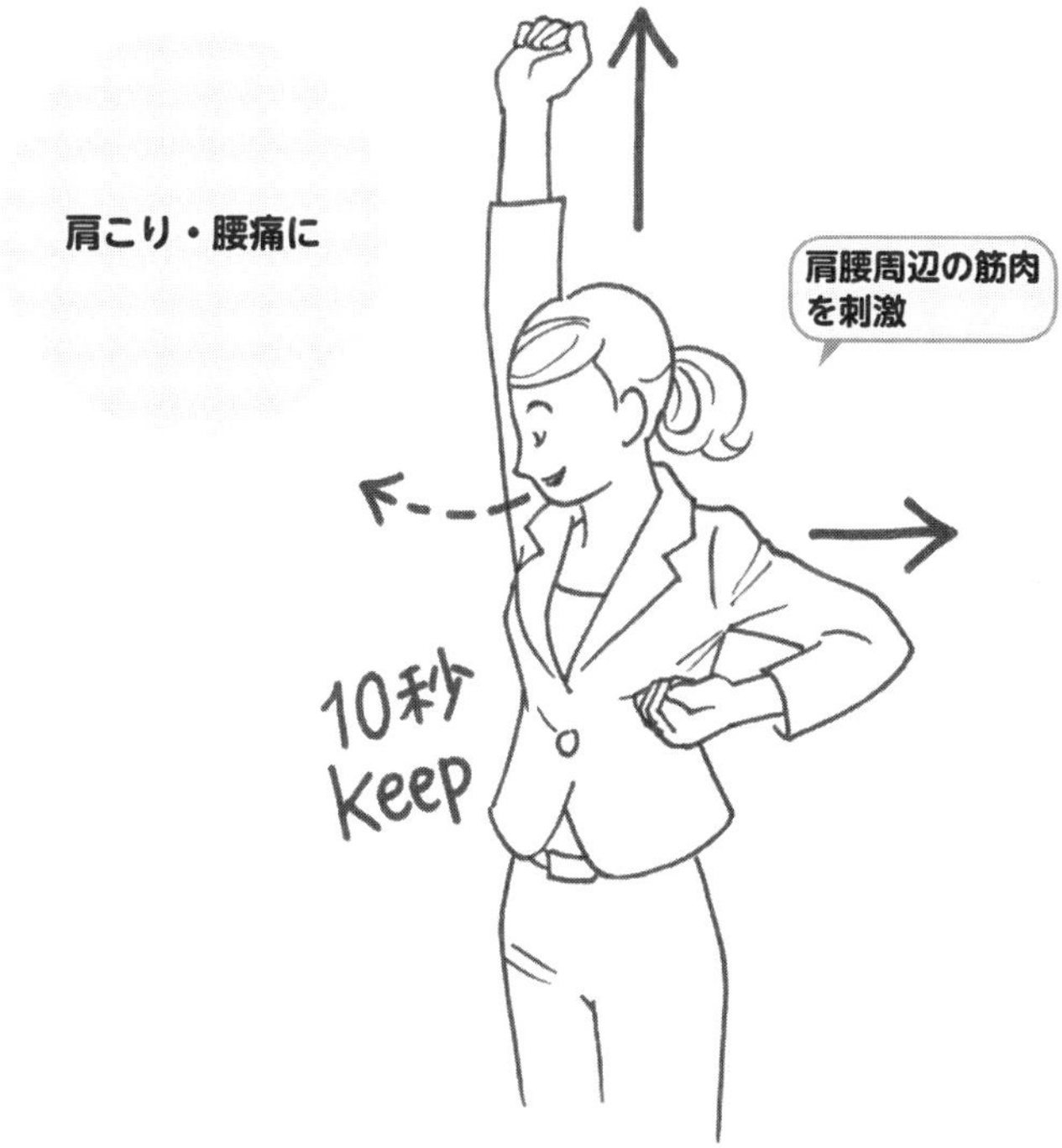

肩こり・腰痛に
肩腰周辺の筋肉を刺激
10秒
Keep

症状別

「目が疲れた」と感じたら
眼球ホメオストレッチ

「目は心の窓」といいます。ですから、心――すなわち脳の疲れは目に表れてきます。「目の疲れ」は脳の疲れのサインといっていいでしょう。他方、目を酷使することで、さらなる脳の疲れをもたらすのです。

ですから、パソコンやスマートフォンの画面を凝視する機会が多くなった今日、脳疲労に悩まされる人が多くなったのは当然のことといえるでしょう。

画面を凝視していると、目の機能をコントロールする外眼筋と毛様体筋が、極度の緊張状態に置かれます。外眼筋とは眼球の向きを変える筋肉の総称。毛様体筋とは伸縮することで水晶体の厚さを変え、ピントを調節する筋肉のことです。

こうした筋肉が緊張すると、まばたきの回数が減ってドライアイの原因となるだけでなく、自律神経に影響を及ぼしてしまいます。夜になっても交感神経が優位な状態のままとなり、脳が興奮状態に置かれてしまうため、眼精疲労や不眠の大きな原因となるのです。

〈やり方〉

まばたきをしながら目をぐるぐる回してください。右回りと左回りをそれぞれ3周ずつ行います。

30分に1回は画面から目を離して遠くを見つめたり、1時間に1回はこの「眼球ホメオストレッチ」をやってみてください。

コラム

緊張性頭痛を和らげる

ストレスの蓄積やディスプレイの凝視によって、肩こり、腰痛、目の疲れだけでなく、頭痛を訴える人も増えています。そのほとんとが「緊張性頭痛」と呼ばれるものであり、原因として肩・腰、目をはじめとして、体のあちこちの緊張が複雑にからんでいます。

そのため、これ一つやれば頭痛が和らぐという決定的なホメオストレッチはないのですが、ここで紹介した「症状別ホメオストレッチ」を一通りやることによって、各部分の緊張が解消され、徐々に頭痛も和らいでいくはずです。もちろん、緊張をもたらした大もとの原因を減らすのが一番であることは言うまでもありません。

ただし、急激に起きる頭痛や、それまで経験したことのない激しい痛みをともなう頭痛は緊張性頭痛ではなく、ほかの病気が疑われます。脳出血やクモ膜下出血などの可能性もありますので、すみやかに専門医に診てもらうようにしてください。

症状別

不眠症に
足指回しホメオストレッチ

ここで、「秘技」ともいえるホメオストレッチを、特別に公開しましょう。リラクセーション効果が非常に高く、私のスクールでホメオストレッチを学んだ看護師さんが、福祉・介護関係の病院で実践して効果を上げています。

もっとも、「秘技」といっても、やり方はじつに簡単。足の指を1本ずつ、右側（時計回り）に回すだけです。それだけで、入院患者さんの精神状態がまったく違ってくるというのです。

たとえば、心が不安に満たされているために、何かというと痛み止めばかり欲しがっていた人や、ナースコールをしょっちゅう押していた人が、「足指回しホメオストレッチ」をするようになってから、ピタリとやんだのだとか。こうした話は一人ではなく、何人もの看護師さんから聞いています。

もちろん、入院患者さんに限らず、どんな人にもこのストレッチは高いリラクセーション効果を与えてくれます。なかでも、はっきりと効果が見えるのは不眠です。うつの前兆に必ず起こるといわれている睡眠障害の予防にはもってこいといっていいでしょう。末梢を刺激することで脳によい効果を及ぼすという事実を、はっきりと証明してくれています。

リラクセーション効果ですから、可能ならば、自分でやるよりも、ほかの人にやってもらいたいところです。寝る前にパートナーと交代でやってみてはいかがでしょうか。

〈やり方〉

足の指を、ゆっくりと右回り（時計回り）に40回程度回す。左右の足それぞれ、親指から始めて五指全部で行います。

2人で行う
プチホメオストレッチ

それでは、2人1組で行うホメオストレッチを紹介しましょう。

1人でやるホメオストレッチに比べて、さらに高いリラクセーション効果を得ることができます。

なかでも、この「プチホメオストレッチ」は、動作が簡単であるにもかかわらず、驚くほどの効果を実感できるでしょう。

椅子に座ったままで、いつでもどこでもできるので、家族はもちろん、会社の同僚や友人とやってみてください。

ストレッチをしてもらう人は、リラックスして深く椅子に座ります。ストレッチをする人はその後ろに立ち、相手の両肩に左右の手を乗せて徐々に力を入れていきます。

コツは「瞑想ホメオストレッチ」と同じ。圧は、前にも述べたように、片側で5キロ前後、両肩を合わせて10キロ前後にしてください。

小柄な女性や年配の方は、片側で4キロでもいいでしょう。体の大きな人は片側で7キロにします。圧は体重計を使って感覚をつかんでください。

刺激を与える対象の筋肉は僧帽筋《そうぼうきん》。背中の一番表層にあり、首から両肩、そして背中に至る広い範囲にある筋肉です。

プチホメオストレッチ

**たった3分で
リラクセーション
効果**

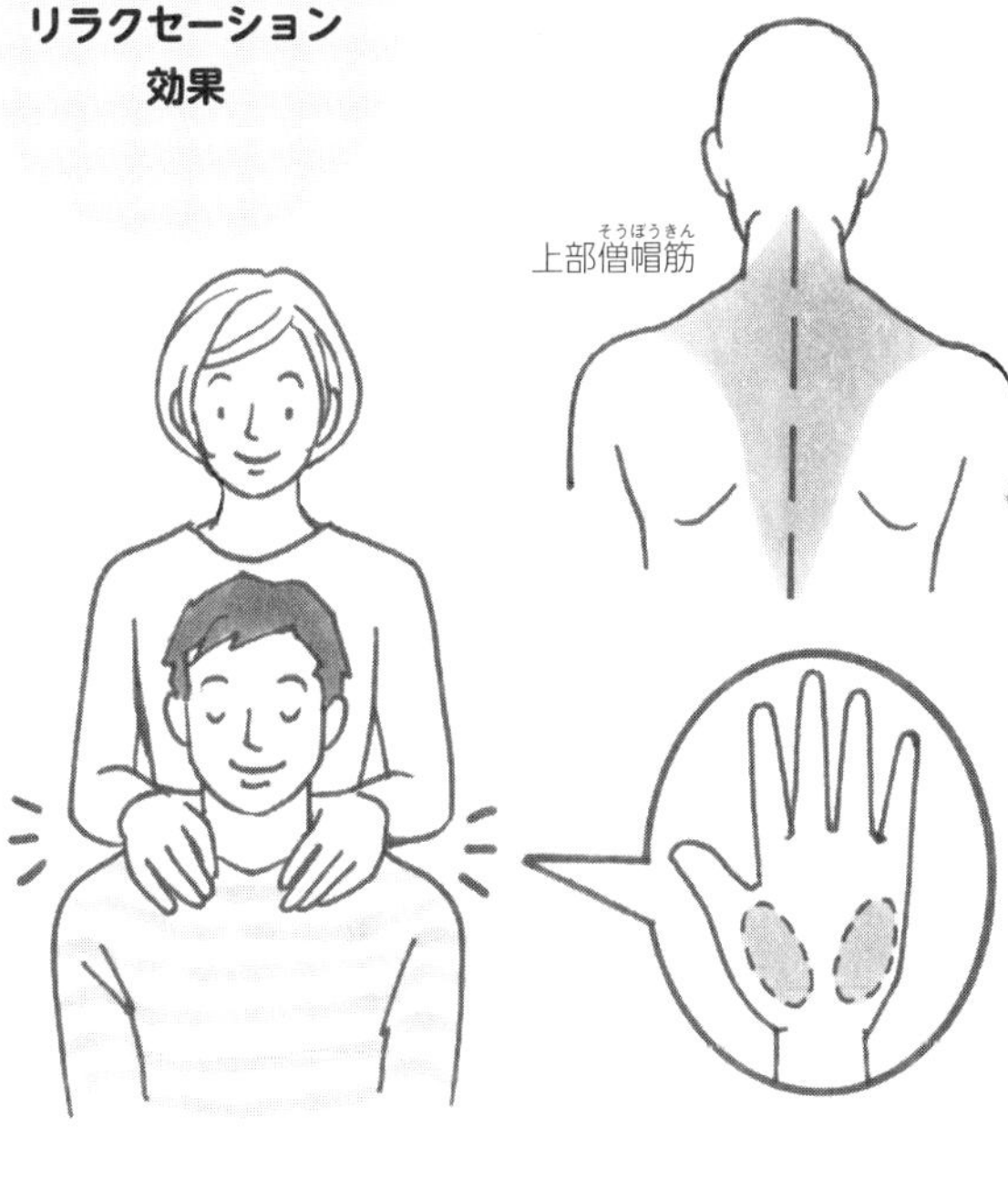

① 手を両肩（首に近いあたり）に軽く乗せ、相手の体温を感じるまで静かに待つ。

② 体温を感じたら、５秒かけて静かにゆっくりと圧を加えていく。圧を軽めにするのがポイント。左右それぞれ５キロ前後の圧にしたら、その状態のまま５秒キープ。その後、ゆっくりと手を放します。交代して行ってください。

コラム

「さわる」と「ふれる」

「さわる」と「ふれる」は、漢字ではどちらも「触」という字を使いますが、ニュアンスが違います。「さわる」というのは、自分の欲求に基づいてする行為。「ふれる」には、相手を理解し、相手に共感していく気持ちが含まれています。

昔から「スキンシップが大切」などとよくいわれますが、「スキンシップ」というのは、そのほとんど「さわる」行動であるように見受けられます。たとえば、「子どもとスキンシップを図れば、いい子になる」「子どもを抱きしめれば、子どもが学校に行ってくれる」というのは、親の欲求を実現するための行動に過ぎません。

それに対して、2人で行うホメオストレッチは、あくまでも「ふれる」です。接触によって、お互いが共感して心を通わせることが、ホメオストレッチの基本なのです。

全身の抗重力筋から脳中枢に働きかける
本格コース

この章の最後に、本格的なホメオストレッチを紹介しましょう。私のスクールでも、基本中の基本である「歪《ゆが》みAコース」です。

このストレッチでは、主要な抗重力筋すべてに心地よい刺激を与えます。そのため、私のスクールでも、これを受けている人は心身ともにリラックスでき、ほとんどの人は途中で気持ちよくなって寝てしまいます。全体で10分ほどのコースですが、私自身もその短い時間に、2回は夢を見ているほどです。どの動きでどの筋肉を刺激しているのかは、のちほど一つ一つ説明しましょう。

ストレッチをしてもらう人は、ベッドの上にうつぶせになります。ストレッチをする人は、実際のストレッチの前に調べておくことが一つあります。それは、うつぶせになっている相手の脚長差を調べることです。脚長差の意味と調べ方については、すでに1章のチエック3で説明しましたので参照してください。

脚長差を調べたら、脚の短いほうへ相手の顔を向けます。このとき、体の中心線から首がずれないように気をつけてください。

それでは、始めましょう。①から④まで、約10分です。

①両足をやさしく持ち上げて、両膝を曲げていく。膝の角度が90度より少し小さくなるくらいまで曲げる。
次に、顔が向いている側の足首を手でごく軽くつかみ、上方向に少し引き上げる。膝の角度が変わらないように注意しながら、顔とは反対方向へ両脚をゆっくり倒していく。このとき、上の膝が下の膝に乗るようにして、ずり落ちないよう片手を添える。手に抵抗を感じたところか、腰の可動限界に達して胸が動いたところで止め、5秒間キープ。これを2回行います。

②顔が向いている側の足を持ち、膝をゆっくりと曲げて脇腹に近づけていく。このとき、

膝下と反対側の足とが平行な状態を保つように注意。この動きを、1回目は小さく行い、2回目はやや強く、3回目には可動限界まで動かし、5秒キープする。

③顔が向いている側の足の膝を曲げ、もう一方の膝裏に乗せて「4」の字をつくる。そうしたら、曲げた足のお尻から膝にかけて圧を加える。やり方は、「瞑想ホメオストレッチ」と同様。お尻のてっぺんのやや上部から膝上までを4等分して、順に行う。これを2回繰り返す。

終わったら、顔を反対側に向け、反対側の足を曲げて同じように圧をかける。

④足を真っすぐ戻し、顔が向いている側の肩から腰の上にかけて、3等分して圧をかける。このとき、背骨を押さないように注意。手の位置は、小指が軽く背骨に触れるようにする。これを2回繰り返す。

終わったら顔を反対側に向け、反対側の背中に対して同じように圧をかける。

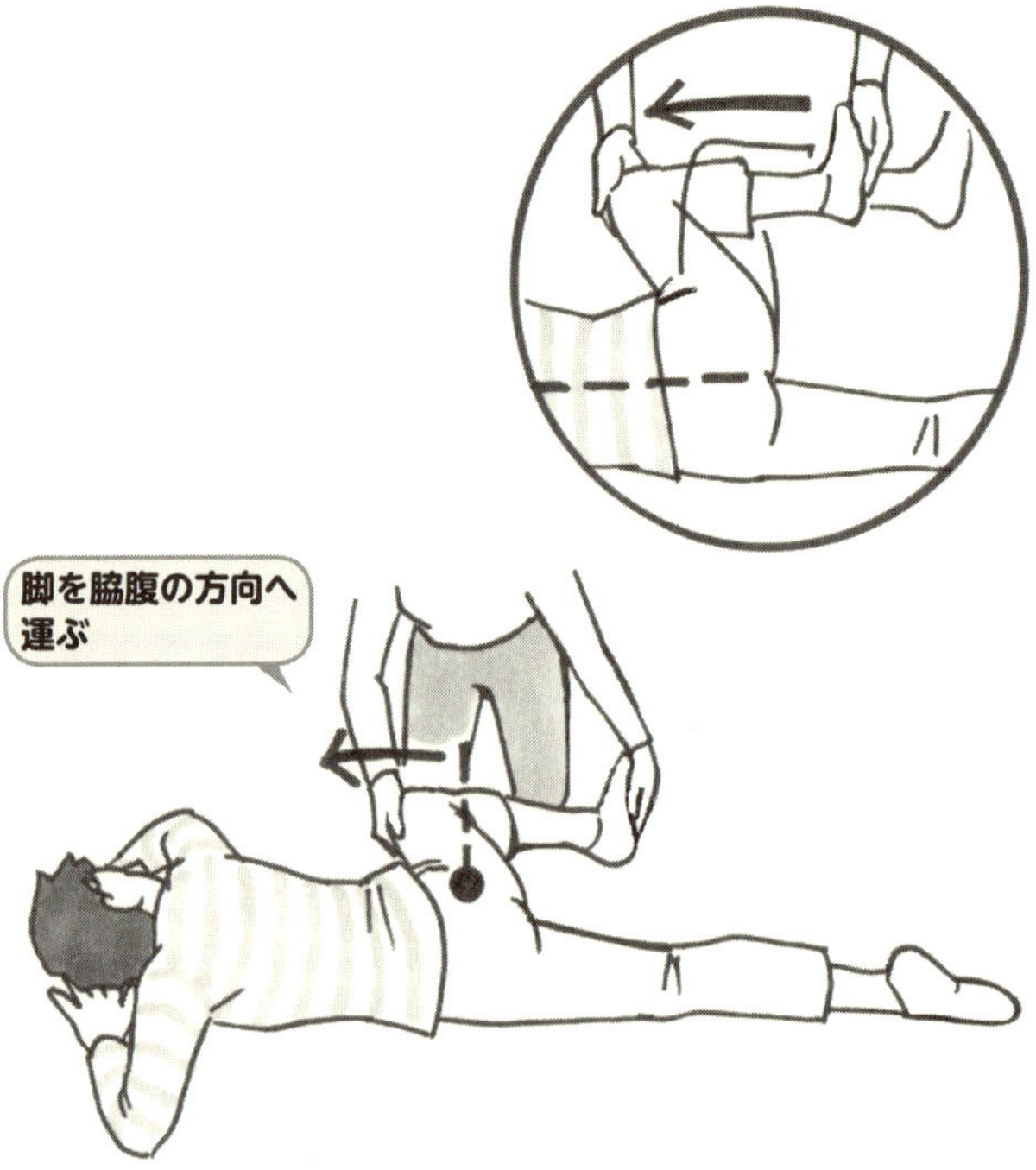

② 顔が向いている側の足を横のほうに持ってきて、図のように膝を脇腹に近づけていく。このとき、動かしている足の膝下ともう一方の足が平行になるように。脚の運び方は最初は小さく、次は中くらい、最後に筋肉の抵抗が強まるところまで。5 秒キープしたらゆるめる。

128 ～ 129 ページに続く

本格コース（歪みAコース）

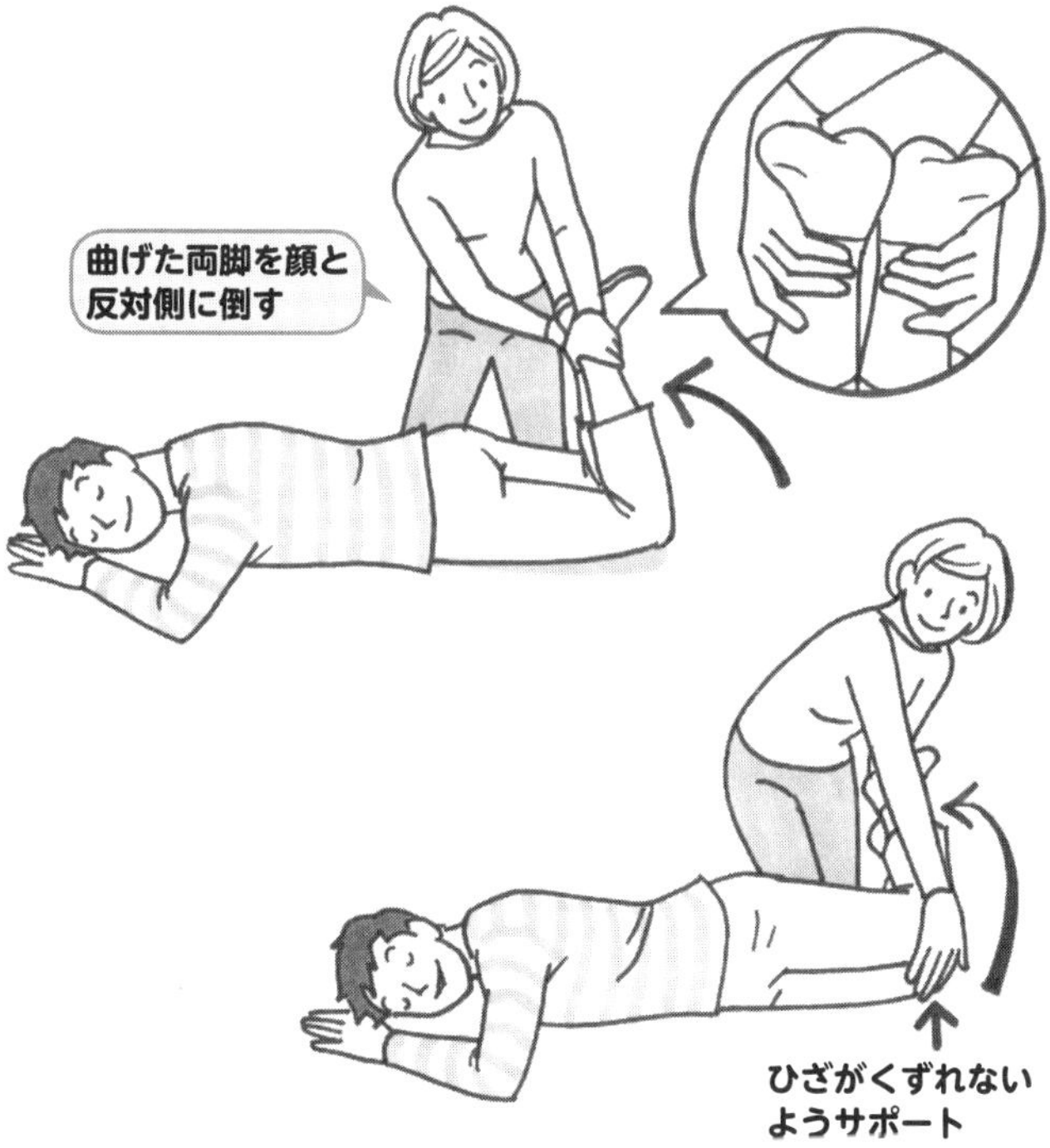
曲げた両脚を顔と
反対側に倒す
ひざがくずれない
ようサポート

① 図のように、90度以内に曲げた両脚を、顔とは反対方向へゆっくり倒していく。両ひざは崩れないように、片手でサポートすること。手に抵抗を感じたところか、腰の動く範囲まで達して胸が動いたところで止め、5秒間キープ。これを2回行います。

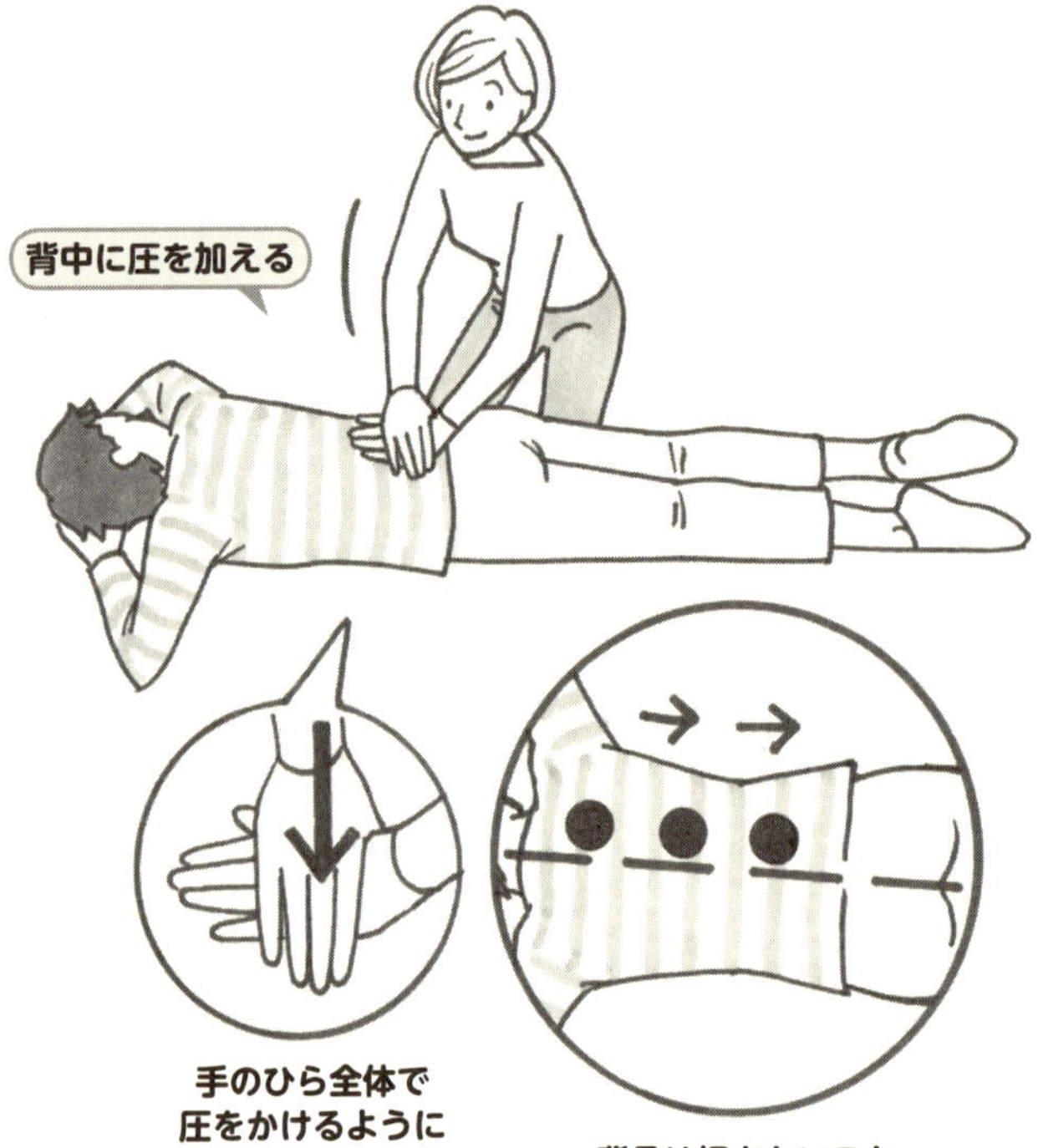
背中に圧を加える
手のひら全体で
圧をかけるように
背骨は押さないこと

④ 足をまっすぐ戻し、顔が向いている側の背中に圧をかける。肩から腰の上まで３か所、２回ずつ。手を置いて５秒かけて４～５キロに達したら、５秒静止して放す。このとき、背骨を押さないこと（手の位置は小指が軽く背骨に触れるところ）。
終わったら、顔を反対側に向けて同様に。

本格コース（続き）

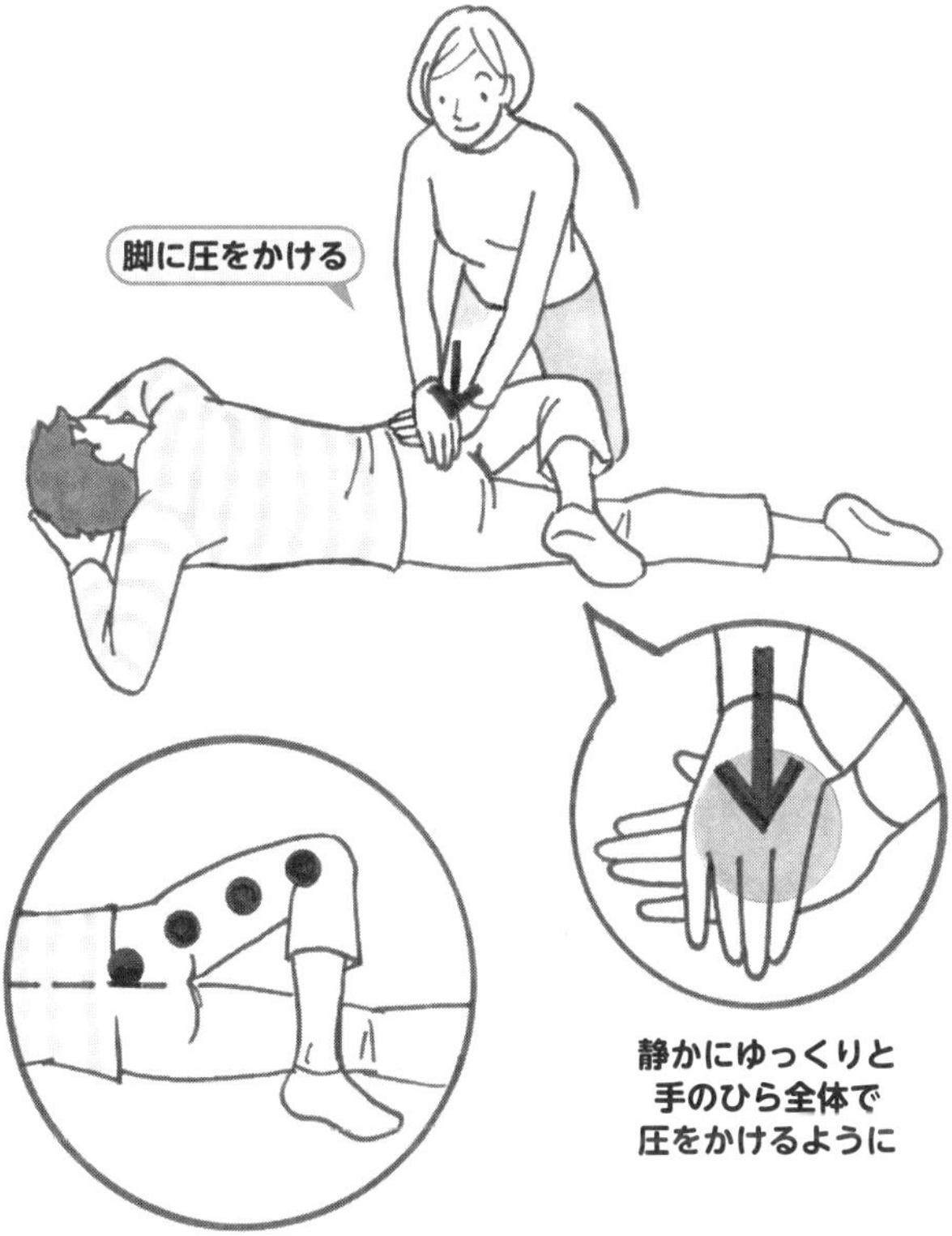
脚に圧をかける
静かにゆっくりと
手のひら全体で
圧をかけるように

③ 図のように、顔が向いている側の足の膝を曲げて「４」の字をつくり、お尻のてっぺんの少し上から膝にかけて４か所両手で圧をかけていく。圧のかけ方は、５秒かけて４～５キロに達したら、５秒静止してふわりと放す。これを２回行う。終わったら、顔を反対側に向け、反対側の足を曲げて同様に。

①では、腹直筋をメインの対象として、腹斜筋、腹横筋、胸鎖乳突筋《きょうさにゅうとつきん》を刺激します。顔を右に向けたり左に向けたりするのは、もともと人間の体が左右アンバランスに緊張しているので、その左右差をなくすためです。そこで利用するのが胸鎖乳突筋です。

②では、大腰筋、腸骨筋、大殿筋、中殿筋、下腿三頭筋（ひふく筋、ヒラメ筋）を刺激します。

③では、大殿筋、大腿二頭筋、大腿四頭筋を刺激します。圧をかけるときは、ストレッチをしている人の体の中心を、圧をかけるラインの延長線上に置くことを心がけてください。

④では、脊柱起立筋をメインにして広背筋、腰方形筋、僧帽筋を刺激します。

さきほども述べましたが、このように「歪みAコース」では、主要な抗重力筋を短時間ですべて刺激しています。そのため、これを受ける人は、この上なく心地よい気分になることができます。私が10分間で二度も夢を見るということは、それだけ早いスピードで深い睡眠状態に入るということなのでしょう。

図を見ただけでは整体やマッサージと似ているように思えるかもしれませんが、ホメオストレッチはあくまでも筋肉という末梢に刺激を与えることで中枢である脳に働きかけ、ストレスを改善するものです。ですから、受けている感覚も整体やマッサージとはまったく違います。

ぜひ、一度体験してみてください。

4章

「脳のバランス」を回復すれば、人生は変わる！

人間関係、教育、能力開発、病、運…すべてに奇跡が起こる

慢性疾患、事故、人間関係…「トラブル続き」だった私の人生の大転機

じつは、リラクセーションによって救われた患者第1号は私自身でした。

子どものころから、私の家庭には常に緊張がありました。父親が酒を飲んで突然テーブルをひっくり返したり、母親に暴力をふるったりということが日常茶飯事。子どもにはやさしい父でしたが、そういう環境で育ったので、あとから振り返るとストレスの塊のような子になってしまったのです。

アトピーもあり、小・中学校では吃音《きつおん》がひどかったので、他人としゃべるのもイヤ。気分変動が大きく、常に微熱があるような子でした。10代半ばになってバイクの免許を取ったのはいいのですが、トラックにぶつかって廃車になるような単独事故を起こしました。衝突直前にバイクから飛び出したのでかろうじて助かったのですが、目撃していた人は即死だと思ったくらいのひどい事故でした。

決定的だったのが20歳のときのこと。皿洗いのバイトをしているときに足を滑らせてしまい、とっさにつかんだのがコンソメスープの鍋。引っくり返った鍋とともに床に倒れて大火傷《おおやけど》を負いました。

顔からスープの熱湯をかぶってしまい、病院では「火傷の跡が残るからね」と医師に言われて、ひどく落ち込みました。また、右足に流れたスープによってズボンの縫い目に沿って熱が残ってケロイドとなり、さらには「膝が曲がらなくなる可能性が高い」とも医師に宣告されたのです。

さすがにここまで来て、私もじっくり自分と向き合えるようになりました。それまでの自分の生き方を反省してみると、何かあると人のせいにしてばかりいました。気に食わないことがあると、他人を否定するか文句をつけるか、あるいはイヤな場所から逃げるという行動パターンです。つまり、戦うか逃げるかばかりという典型的なストレス人生だったのです。

大火傷の重傷から「奇跡の回復」をした理由

入院をきっかけに、これまでの人生を振り返ることができました。なにしろ入院中は時間がありましたし、一人で考えるのは嫌いではありません。そして私は、これまでのさまざまなトラブルの原因が自分自身の問題だということに、ようやく気づいたのです。

もともと知識欲が強かった私は、まるで飢えた動物がエサを探索するように、自分の心の隙間を埋めるために雑多な知識を詰め込んでいきました。

その中に、釈尊（お釈迦《しゃか》さま）自身の言葉と伝えられている次のような一節がありました。

「おのれこそ　おのれのよるべ　おのれにおきて　だれによるべし
よくととのえられし　おのれこそ　まことえがたき　よるべをぞえん」

（『ダンマパダ』160番）

つまり、「すべては自分自身だ」ということです。この言葉自体は、過去にも読んだことがあったのですが、それまでは表面的な理解しかできていませんでした。しかし、入院して再びこの言葉に出合ったときに、私は「なるほど」と全身で納得することができました。釈尊の言葉の真意を理解したのは、まさしくそのときだったのです。

私は、釈尊の言葉にある「よくととのえられしおのれ」とは一体何なのか、初めて真剣に考えることができました。

その結果、それは「自分自身の心と体のバランスである」という答えに行き着きました。言い換えれば、自分自身が極端に走らず、偏らず、ありのままにすることです。

では、そうした心と体のバランスを具現化するにはどうしたらよいのでしょうか？

瞑想や坐禅という方法があることはわかっていましたが、それは容易ではありません。詳しい人に尋ねると、瞑想を極めるには10年や20年はかかるといいます。

それでは、瞑想の根拠は何かと考えました。それが生理学的リラクセーションだったたのです。

こうして、私は以後の目指すべき指標ができ、できるだけリラクセーションに接近できるよう自覚していったのです。その結果、私自身の心にもこれまでと違い、さまざまな気づきが生じました。同時に、焦りや葛藤が減り、穏やかな心で入院生活を過ごすことができました。

それがきっかけとなって、医師が驚くほどの回復を見せはじめたのです。

誰もが短期間で生理学的な「瞑想状態」をつくりだせる

退院後、私は自分なりのリラクセーション法の研究を始めました。さまざまな技法を調査研究し、試行錯誤を繰り返しては、その中からリラクセーションに有効なものを抽出していったのです。さらに、深いリラクセーション状態をつくりだすために技法の体系化を行いました。

そうして生まれたのが、ホメオストレッチです。ホメオストレッチとは、「ホメオスタシス」と「ストレッチ」を合わせた造語です。

「ホメオスタシス」とは、生体恒常性とも呼ばれており、私たちを取り巻く環境が変化しても、私たちの生体の状態が一定に保たれるという能力（性質）のことです。生体のバランス能力といってもよいでしょう。人間には誰しもこの能力が備わっているのですが、連続して大きなストレスがかかると、ホルモンの分泌や免疫力が乱れてしまうために、体全体のバランスを失い、さまざまな心身の病気の原因となるのです。

「ストレッチ」という言葉は、最近では筋肉を伸ばすことだけに使われていますが、本来は筋肉だけでなく「能力を伸ばす方法」を広く指すものです。

ですから、ホメオスタシスとストレッチを合わせたホメオストレッチというのは、人間にもともと備わっているバランス能力を伸ばす方法と考えていただければよいでしょう。

ホメオストレッチでとくに重要なのが、抗重力筋を刺激する点です。リラクセーションにとって抗重力筋がいかに重要であるかは、瞑想や坐禅をはじめとした、さまざまなリラクセーション法を研究した結果、たどりついた結論です。

たとえば、達磨《だるま》禅師の坐禅は、ただ壁に向かって座っていたわけではありません。坐禅によって抗重力筋を整え、それを通して脳をリラクセーション状態にして覚醒をしていたのです。また、日本では手と手を合わせる合掌というお祈りの形がありますが、こうした左右対称のポーズは抗重力筋に非常にいいこともわかりました。

そうした抗重力筋を整える動きを、効果的にかつ誰にでもできるようにと考案されたのがホメオストレッチです。ですから、ホメオストレッチの特徴は、一つの技法が単独で機能するのではなく、手順や組み合わせを最適化し、操作法の法則化・定量化をしていることにあります。その結果、特別な訓練を必要とすることなく、誰もが短時間で生理学的リラクセーション状態をつくりだすことが可能になっているのです。

私が大火傷を負って入院してから、30年以上が経ちました。今、私の顔には火傷の跡はほとんど残っていません。たぶん、言われても気がつかない人が多いでしょう。手の火傷もほとんどわかりません。熱がこもってしまった足には、さすがに跡は残っていますが、「動かなくなる可能性が高い」と言われた膝は、問題なく動いています。

ドクターには「君は奇跡だ」「医学的な知見を超えている」と言われました。また不思議なことに、20歳まであれほどあった体の変調やトラブルが、その後は一切なく、体調不良で仕事を休むような日は一日もありません。これもすべて、リラクセーションのおかげであることは疑いがありません。

いじめ、不登校、キレる…
子どもたちの「危機」を救う

当初は私の直感から始まったホメオストレッチですが、最近では大学や研究機関からもホメオストレッチに対して注目をしていただき、２章で紹介したように医学的にも効果が証明されるようになりました。

また、公立病院のリラクセーション外来、学校、福祉施設など、公的な機関でもホメオストレッチが採用されています。とくに学校では保健室の養護の先生がホメオストレッチを学んで、子どものケアに役立てているというケースも増えてきました。

佐賀市では、小中学校でのいじめの増加、キレる生徒や無気力な生徒の増加などに対処するため、ホメオストレッチによるストレス解消効果を調べる調査が、佐賀市教育委員会や佐賀市教育研究所などによって２００８年に実施されました。

市内の小学生59人、中学生４３４人、計４９３人を対象にして、プチホメオストレッチの前後で質問票に回答を記入してもらい、「イライラすることが多い」「朝起きると体がだるい」など心の様子17項目と体の様子16項目が、どのように変化したかを比較したのです。実施期間は、課業日で連続する7日間。毎朝5〜10分程度、2人でペアを組んで、お互い5回ずつ実施してもらいました。

その結果、33項目のほとんどに改善効果が確認できました。とくに朝の時間にプチホメオストレッチをすることで心身がラクになり、その後の授業やテストに落ち着いて取り組めたという報告がされています。

子どもたちが書いてくれた生の感想をいくつか引用してみましょう。

「いつも朝が〝スッキリ〟になり、とてもいい一日になりました。毎朝やっていくことによって、日に日に少しずつ体がラクになっていくのが、本当にわかりました」
「少し怒りっぽくなくなって、気分がラクになりました」
「最初は、こんな簡単なことでリラックスできるのかと半信半疑でした。でも、してみると本当にリラックスでき、やっと肩の荷を下ろせたような感覚になり、肩がとっても軽〜

くなりました」

「夕日や月がきれいだと思えたし、欲しかった服を買ってもらい、すごくうれしさを感じたりして、満足できるようになりました」

「テスト前にしたら、緊張がほぐれてテストに集中できてよかったです」

プチホメオストレッチでペアを組んだ相手とも、いい関係になれたようです。

「ペアになった人とは、これまであまり話したりしなかったけど、よく話すようになり、にこにこリラクセーションのおかげかなと思います」

「相手の肩はすごく硬かったけれど、4日間ぐらい経つと少し柔らかくなり、自分がしてあげて、疲れやストレスが取れていると思うとうれしかった」

「ペアになった相手は、見た目からいつもイライラしているような感じでした。いつもやっているうちに、相手がだんだん穏やかになっていくのに気づきました」

「死にたい」…閉ざされた少年の心がひらいた瞬間

ホメオストレッチの効果は、考案者である私の想像をはるかに超えていました。

次に紹介するのは、私がこれまで13年間ホメオストレッチをやってきた、九州のある少年院での話です。そこに、私のほか、カウンセラーの先生を含めて4名が定期的に訪れて、14歳から20歳までの少年を相手に、心のケアや社会復帰の支援などをしています。

もちろん、少年院に入るくらいですから、かなり脳にストレスがかかっていることが容易に想像できます。1章で紹介したテストを行わなくても、筋バランスが乱れていることはすぐにわかりました。

そこで私は、ホメオストレッチ（歪みAコース）を行ったあとで、目標の作り方という授業を行っています。

カウンセリングのとき、目標作りとの一環として、将来は何をしてみたいか書いてもらうとことにしました。すると、どういう答えが返ってきたと思いますか？

「整備士の資格をとって整備工になります」

「父親の仕事を継いで板金をやります」

そんなふうに、意外と優等生的な答えが返ってきたのです。おそらく、誰かに教えられたままのことを書いたに違いありません。しかし、どう考えても、それは10代の少年の本音とは思えません。緊張した体の中で、心も固く閉ざされていたのでしょう。

なかには、投げやりな言葉を口にする子も少なくありませんでした。

「自分は長生きしたくない。40歳まで生きなくていい」というのは序ノ口で、「もう死にたい」とまで言う16歳の少年までいました。

そういった子が、リラクセーションをしてくると、「頑張って生きたい」とか、自分の夢を語ったりするようになるのですが、そこまで行くのは容易ではありません。心に直接働きかけるという従来のカウンセリングの方法では、どんなに有能なカウンセラーでも大変な時間がかかるものです。固くなった体のままでは、心を開くことは難しいからです。

ところが、ホメオストレッチを行うと、それほど時間がかからずに信頼関係を築くことができて驚かされます。ホメオストレッチは心に直接働きかけるのではなく、体をリラックスさせるのが目的だからです。戦うか逃げるかというストレス反応そのものを排除するために、自然の感情が素直に出てくるのです。

そんな関係を築くと、おもしろい答えが返ってきます。

「今、一番行きたいところはどこ？」と聞くと、「キャバクラ！」なんていう答えが返ってきます。

「ここを出たら何になりたい？」と尋ねると、「芸人になりたい」「歌手になりたい」といった本音が返ってくるようになるのです。

「少年院を出たら、お母さんにホメオストレッチをしてあげる」

歌手になりたいという少年に聞きました。

「きみは歌手になりたいっていうけど、楽器は弾けるの？」

「楽器は弾けない。歌はまあまあかな」

「どうやってデビューするの？」

「大きな駅で歌っていると、ときどきスカウトの人が通るんだ。だから、その人の目にとまってデビューする！」

まさに、これが10代の少年の本音ではないでしょうか。ところが、それまでは、そうした本音をチラリと出しただけで、大人たちにすべて否定されてきたのだと思います。

「夢みたいなことをいうんじゃない」「そんなこと考えないで勉強しろ」というわけです。

おそらく、彼らはこれまで他人に認められた経験はほとんどないのでしょう。人間というものは、自分のしたいことが否定されたら、必ずそれが心の奥底に残ってしまい、新しい目標を持つことができません。しまいには「俺がこうなったのはあんたのせいだ」と言い出します。

その間、ずっとストレスが蓄積していくために体が強度の緊張状態となり、心も閉ざされたのだと私は思っています。少年院に入るような過ちを犯したのも、そういったことがベースにあるからではないでしょうか。

そんな体をまずホメオストストレッチでバランスを整えたら、私は彼らの目標を必ず肯定するようにしています。

「いいねえ。駅で歌ってスカウトされるように、頑張ろうね!」

熟練のカウンセラーでも成し遂げられなかったほど、ホメオストストレッチの力でガラッと変えることができたのです。

もちろん、彼らも最初はホメオストストレッチの効果に半信半疑、いや、ほとんど「疑」といったほうがいいでしょう。でも1回やってみると、気持ちがいいものですから、それからは私が来るのを楽しみにしています。

「このやり方を覚えて、ここを出たら、お母さんにやってあげるんだ」

そんな言葉まで聞くことができて、私は思わずほろりと来てしまいました。

どんなカウンセリングよりも、短時間で、しかも安全に相談者との信頼関係を築けるというのが、ホメオストレッチの大きな長所といってよいでしょう。

『ストレスに負けない生活』（ちくま新書）の著者である早稲田大学人間科学学術院教授の熊野宏昭先生は、同書の中で、ホメオストレッチをすると心理療法のようなリスクを冒すことなく、過去のトラウマが解消できる可能性があると紹介してくださっています。

心理療法のリスクというのは、患者さんの深層心理まで立ち入るために、カウンセラーと患者さんとが、いわば深い谷底を見ながら橋を渡るようなことを指します。しかも、どちらかが怖がって戻ってしまうと、もう二度とその橋は渡れないというたぐいのものです。しかし、ホメオストレッチによるリラクセーションには、そういったリスクが存在しないというのもまた大きなメリットといえます。

ホメオストレッチで人生が大きく変わった7つの体験談

最後に、ホメオストレッチによって、人生が大きく変わったという体験談をご紹介しましょう。

近づくだけで蕁麻疹《じんましん》が出ていた夫を、今ではかわいいと思えてきた

33歳・女性・パート

もう限界でした。夫が近づくだけで蕁麻疹《じんましん》が出るようになったのは、4カ月前のことです。皮膚科に行っても治らず、悩んでいました。

夫は仕事一筋の人間だと信じて、その帰りが遅くなっても私は献身的に尽くしていました。しかし、どうしても許せないことが起きたのです。

それ以来、夫の食事の仕方、洋服の脱ぎ捨て、便座を上げたままでいることなど、何から何まで許せなくなったのです。もう、そばにいるだけで体がこわばってしまいました。蕁麻疹が出始めたのも、そのころからです。

そんなとき、友人からホメオストレッチを紹介されました。あまり深く考えることもなく、この苦しみから逃れられるならと思い、受けてみることにしたのです。

すると、約1カ月で10回ほど受けたころに、不思議なことが起きました。夫が近づいても蕁麻疹が出なくなったのです。それだけでなく、「今の生活ができるのは夫のおかげだ」と思えるようになりました。無理にそう思おうとしたわけではありません。自然とそう考えるようになったのです。

2カ月目に入ると、あれほど夫のしぐさが嫌いだったのが、「大きな子どもがいるのと一緒。かわいいものね」と思えるようになったのです。

紹介してくれた友だちにそんな変化を話すと、「何、のろけているのよ」とからかわれますが、自分でも不思議です。離婚まで決意した2カ月前が、まるで夢のように思われてなりません。

攻撃的だった上司から、やさしく声をかけられるようになった

32歳・男性・会社員

会社に行くことは拷問《ごうもん》のように感じられていました。上司が名指しで攻撃するようになってきたのです。自分では頑張っているつもりで、そこそこ仕事もできると思っていたからショックでした。

2カ月くらい前からはなかなか寝つくことができず、自分自身でも、「このままいけば、うつ病になるな」と思えたほどでした。でも、そんな素振りを見せると、上司は「そんな不満だったら会社に来るな！」と怒鳴るのです。

そんなとき、ふとしたことでホメオストレッチの存在を知り、ワラにもすがる気持ちで門を叩きました。

まず体のバランスのチェックをしてもらうと、うつ警戒レベル中度のこと。体中が緊張している状態なので、姿勢も悪いと指摘されました。そこで、何度かホメオストレッチをやってもらったところ、確かに体がほぐれていい気持ちになってきました。

そして、何よりも驚いたのは、ある日、例の上司から「最近、体調はどう?」とやさしい声をかけられたことです。

「いったい、上司に何があったのか?」とビックリしましたが、上司の変化の原因としてあることに気づきました。こちらが緊張していれば、相手も緊張で応え、こちらが力を抜けば、相手も力を抜くということだったのです。

先生のお話によれば、能力があって礼儀も身だしなみもきちんとしているのに、なぜか周囲からうとまれる人というのは、じつは過緊張によって姿勢が悪いことが多いというのです。常に緊張しているから、他人を寄せつけないのでしょう。世間で人相が悪いというのも、同じことだという話を聞いて、なるほどと思いました。

会社への辞表も用意していましたが、今では元通り元気に仕事をしています。

夜食を投げつけてきた娘と、今では昔以上に仲のよい親子に

46歳・女性・主婦

今から1カ月前、受験勉強中の娘に夜食のラーメンを出して、部屋を出ようとしたときのことです。後ろから、そのラーメンを投げつけられました。

どうやら、夜食を置くときに、「頑張ってね」と声をかけたのがきっかけだったようです。今思うと、それまで張りつめていた娘の心が、その一言で切れたのでしょう。

そのときの驚きとショックは、言葉では表現できないほどです。娘は投げつけたあと、机に突っ伏して泣き崩れ、私はただ呆然と立ち尽くすだけでした。その日から娘は口をきいてくれません。私もまるで腫れ物に触るように接していました。

このままではいけない、娘がかわいそうで何かしなければいけないと、いろいろ調べているうちに、ホメオストレッチのことを知りました。

まず、私がホメオストレッチに通って、どんなものなのか確かめてみました。そうすると、リラクセーション効果がすぐに実感できることがわかったので、それを覚えて娘にもしてあげたのです。娘もすぐに心を落ち着けてくれました。

ホメオストレッチのおかげで、今では元通りの仲のよい親子、いや、昔以上に心が通い合った親子になりました。

復帰不能のひどい「うつ病」を克服

28歳・男性・会社員

私は、小さいときから神経質な人間でした。人前に出ると緊張してあがってしまい、自分の考えや意見を言うことができず、自分を表現することもできないほどだったのです。

そういう自分を変えたいと思って始めたのが、自律訓練というものでした。テープを聞きながら脳波のアルファ波を出し、リラックスして自分を変えようとするものです。

1年ちょっと続けたのですが、結果は最悪でした。確かに神経質ではなくなったのですが、感受性がまったくなくなり、生きる楽しみ、喜びを感じることすらできなくなってしまったのです。精神科にも1年通いましたが、効果はありません。

あまりのつらさに、別の精神科を訪ねたら「うつ病」と診断されました。いろいろ考えているうちに絶望的になり、ものすごく落ち込んでしまいました。薬を飲んでいましたが、頑張る力や生きようとする力が、スッポリと体から抜け落ちた感じで、希望がなくなりました。

ホメオストレッチを知ったのは、そんなときです。1カ月ほど続けたところで、明らかに違いが実感できるようになりました。今では、うつ状態もすっかり改善して、あんなに苦しみ続けていたことがウソのように思えるほどです。ちょっと大げさですが、神は私を見捨てなかったという心境です。

肩の力がすっかり抜けたことで、激しい怒りや憎しみも消えた

62歳・女性・主婦

主人が定年を迎えようとする5年ほど前、私は最愛の母を亡くしました。その悲しみの中で苦しんでいる私に、主人はまったく関心を持たず、やさしい言葉の一つもかけてくれませんでした。追い討ちをかけるように、今度は主人の父親が亡くなりました。母の四十九日がすんだ、わずか3週間後のことです。

主人の思いやりのなさに絶望すると同時に、人生のはかなさを味わいつつ、私は込み上げてくる気持ちを押し込もうともがいているうちに、座ることもできないほどの腰痛に襲われてしまったのです。

受診した整形外科の先生は、私の顔を見ながら「何かありましたか？　その腰はうちの対象ではありません。心療内科に行くことをお勧めします」と言ってくれました。心も体

も悲鳴を上げていたのでしょう。

そのころから私はうつ状態になっていきました。心療内科を受診し、何度もカウンセリングを受けて自分の気持ちを吐き出したのですが、心の中の怒り、悲しみは少しも癒えません。それどころか、肩こり、頭痛、不眠に悩まされ、頭痛薬を持ち歩いていたのです。「医者だったら、私の病気を治してほしい」と切望する私に、先生は「もうこれ以上は、私の手には負えません」と告げ、その代わりにホメオストレッチを受けることを勧めてくれたのです。

今から思うと、当時の私は不平、不満だらけ。しかも、常に「こうあらねばならない！」という思い込みが強く、それに縛られていたのです。

ところが、繰り返しホメオストレッチを受けるうちに、心と体が少しずつ柔らかくなっていくのを感じるようになりました。

やがて、肩の力を抜いて主人と向き合えるようになると、話しかける言葉が変わってきたのが自分でもわかりました。すると、今度は主人の話し方や表情も変わってきたではありませんか。私は、温かい心の触れ合いを実感でき、初めて夫との間に安心感を味わうことができるようになってきました。気がつくと、あのときの怒りや憎しみの感情はほとんどなくなっていました。

死ぬことばかり考えていた不登校の高校生が、復学して勉強を再開

20歳・女性・高校生

当時、私は高校に不登校の状態でした。私の精神状態は高校2年生で限界に達し、ある日、母と学校のことで話をしているときに、私の心はプツンと切れてしまい、学校へ行けなくなったのです。

毎日、学校に行く、行かないで、母とけんかになりました。ひどいときは、親にも暴力をふるいました。やがて、学校に行かなくてもいいと言われると、食事もせず、トイレにも行かず、ふとんの上でぼんやり過ごす無気力な生活を続けていたのです。

一方で、なぜ自分はこんな生活をしているのか、自分を責めて自殺すら考えました。病院のカウンセリングや、いろいろな治療機関に連れて行かれましたが、どこも長続きしません。もうそのころには、どうすれば死ねるかということで、頭の中がいっぱいになっていたのです。

そんなときに、知り合いから美野田先生の本を勧められました。とくに印象に残ったのは、「心の病を持った人は、心よりも体が悲鳴をあげている」と書かれていた部分です。その言葉を読んで、ピンとくるものがありました。

当時は、他人の視線が気になり、外出することもつらい時期でしたが、最後の力を振り絞ってホメオストレッチを受けてみることにしたのです。その結果は、驚くべきものでした。長い長いトンネルを抜けられたのはホメオストレッチがあったからです。

現在、私は元の高校に復学して、一から勉強をし直しています。不登校になるのは、その子が頑張らないからではなく、体が本当に疲れきっているからかもしれません。私の体験から、このことを多くの人に知ってほしいと思います。

感情の起伏が激しかった私が、今では「めったに怒らない人」に

30歳・女性・会社員

以前は体中のあちこちに痛みがありました。首の激痛に悩まされたこともありますし、腰痛で歩けなくなって入院生活をしていたこともあります。また、頭痛や生理痛もしばしばで、そんなときはすぐに薬に頼って抑えていました。今思い返してみると、体中が緊張していたのでしょう。

また、かなりマイナス思考だったことも事実です。持ち帰りの多い仕事、次々にレベルアップする経営者からの課題、思うように動かない体、複雑な人間関係などで心も体も疲れてしまい、いつも仕事を辞めたいと考えていました。

一方で、この職場で働き続けることを誇りに感じていましたから、辞めたくないという気持ちもあり、この2つの思いに葛藤して悩んでいたのです。

ホメオストレッチとの出会いは、そんなときのことでした。ちょうどそのときは腰が痛くて立つのもやっと。気分も落ち込んでいて、なんとかならないものかという一心でホメオストレッチを受けたのです。

おかげさまで、悩みはいつのまにか忘れてしまいました。感情の起伏が激しかった私が、今では「めったに怒らない人」だと周囲に思われています。確かにホメオストレッチを続けていくうちに、外に対する怒りが減り、ちょっと気に染まないことがあっても「まあいいか」と思えるようになりました。

うれしいのは、自分のことを好きになれたことです。以前は、すぐに他人と比べて自分のことがイヤになっていました。本当は自分のことが一番好きなくせに、です。

今では、周りから「イキイキしてるね。一緒にいて楽しい。あなたと話してるとホッとする」なんて言われています。自分でもこの変化に驚いています。

おわりに
――あなたを変える「バランスセラピー」のすすめ

リラクセーションの真髄

人間は安定を求め、そして安定以上の安心を求めます。さらに幸福体験を求め、限りない欲求のエネルギーを放出し続けています。

この欲求は人間社会を発展させるには都合がいいのですが、自然な営みをしている身体にとってはまことに不都合なものです。

つまり、自然性と人間社会は相反する関係にあるのでしょうか。古来、哲学者は自然と人間の関係を明らかにしようと挑んできました。しかし、その結果、機械論が代表するように、人間の都合のいい自然観が生まれ、遂に人間は自然を支配する、あるいはコントロールするという見解に至っています。

人間は自然に依拠しなければ生きることは不可能です。依拠するという意味は、それだけ環境の変化に右往左往するということにもなります。それが本来の人間の進化の姿なのです。

右往左往する中で、あるいはその過程において、変化に適応しようとする働きは、なにも生物的なことに限らず、人間の精神性においても同じです。しかし、人間の適応におけるプロセスを問題や障害として、生理的、心理社会的問題などの病理としているとすれば、その治癒に果たして人為的な解決法に妥当性があるのかは、はなはだ疑問になります。

もし、このプロセスにおける変化を「病理」として介入すれば、その対象の進化や適応力は喪失してしまうのです。だから、これを対症療法と呼んでいるのです。たとえば、生物的進化において陸に上がろうとして呼吸が苦しくなった魚に誰かが酸素を与えれば、その魚はいつまでたっても危険な天敵がいる海からは逃れられなくなります。

では、人間生活に自然をどう写し取ればよいのでしょうか。それには、自然の本質を理解しなければ人間生活には利用できません。ただし、この本質とは、観察することによって知りえる自然科学的な規則性ではありません。

自然は「極端でなく、偏らず、ありのまま」の存在です。つまり、無為。そこに当たり前のように作為がありません。作為はありませんが、変化があります。この変化こそが、自然の本質です。確かに絶え間ない変化は、人間生活を苦しめるものでもあります。しかし、変化を客観とせず、主観に置くことにより、この変化は人間の自然性を再活性させることにもなるのです。

人間が自然の一部とする思想は東洋において思索されていますが、ここには自然の動きを見抜き、それに応じた生活をすることへの働きが込められているのです。

人間にとっての自然性。それは身体を司り、心の根源である脳幹の働きそのものです。この脳幹を再活性させることができるリラクセーション状態では、呼吸数、心拍数の減少と血圧の低下、抹消皮膚温の上昇といった「幸せの生理」を生み出しますが、それは現実をあるがままに受け入れるという「満足する心」につながっています。

大脳新皮質の暴走と、それによって生じている大脳辺縁系との葛藤を解消していくには、ストレスにより緊張し、疲労してしまっている「脳幹」に対して、生理学的なリラクセーション状態をつくり出すことで再活性させていくことが大切です。

アリストテレスは「一般に技術は、一方では自然がなしとげえないところの物事を完成させ、他方では自然のなすところを模倣する」としています。

リラクセーション状態をつくり出す技術は自然の営みであり、自然の不完全な部分を完成させることになるのです。

私が提唱する「バランスセラピー学」とは

バランスセラピー学は、「自然性から学ぶ」という基本的な立場から出発しました。心と身体を統一的に取り扱ったバランスセラピー理論に加え、従来の医学や生理学、心理学、社会学などのさまざまな科学的知見や東洋や西洋の思想、哲学を取り込みながら、人間の自然性の回復という目的に向かってそれらを再構築させ、体系化したことで、バランスセラピー学は新しい学問領域となりました。

バランスセラピー学の4要素、バランスセラピー理論、ホメオストレッチ（筋肉応用覚醒伸展法）、アローバランスグラフ、信頼関係の構築法は、人間の自然性を回復するために研究した学術です。

余談になりますが、バランスセラピーは、バランス療法とは訳しません。バランスセラピーは「造語」です。バランス（balance）の一般的な訳は均衡や調和です。この調和を具現しているものが「自然」です。そして、その自然はホメオスタシス（ホメオ＝均一・スタシス＝状態）の働きによって知ることができます。

つまり、バランスセラピーの「バランス」は自然という意味です。次に、セラピーは、旧約聖書にある神の近くにあって神の意志を伝える役割を持つ天使、セラピム【（ラテン）seraphim】から引用したものです。天使には9段階のヒエラルキー（階層）があり、最上位セラピムから始まり、最下位は、おなじみのエンジェルです。「神＝自然」という東洋的思想（アニミズムなど）から見れば、自然の意志を伝えるという意味に強く魅かれたのです。したがって、「バランスセラピー」は、自然性を伝える、自然性から学ぶ、という意味を込めて名づけたものです。

また、バランスは「中庸（儒教の用語）」という言葉にも通じています。アリストテレス（ギリシャの哲学者）は、人間の行為や感情における超過と不足を調整する徳としてメソテース（中間にあること）を述べています。英語ではこの中庸をHappy Meanと訳しています。「極端でなく、偏らず、ありのまま」の自然観・人間観を求めたものがバランスセラピー学です。

これまでの科学や哲学（西洋の思想）は、あくまで「心主体従」の理論です。つまり、人間の知性や理性を頼りにしているわけです。だから、カウンセリングといえば、誰かに話を聴いてもらう（傾聴）こと、あるいは、自分の話を誰かにする（アサーション）ことになっているのです。もし、心を心でコントロールできるなら、誰もが心の問題で悩みはしません。心とは、身体全体を含む統一的な連続性の働きの中にあります。心と身体を分離した方法では、本能的な反応であるストレスの具体的対策にはなりません。心は体であり、体は心であるという本来一つであるはずの連続性や相互関係を知ることが必要です。

ハンス・セリエのストレス学説以来、ストレスへの対応は脳科学、生理学、心理学の分野で大きく発達してきました。その結果、実証的に信頼できるストレス対策は次の2つです。

1　大脳皮質から自律神経系に悪影響を与える情報を防御すること

2　すでにできてしまった有害な回路を遮断すること

この2つを不可分なものとして、心を含む身体全体に介入する方法を体系化したのがバランスセラピー学です。

バランスセラピー学は、無理なストレスや疲労によって、人間の気分や行動が認知のあり方（ものの考え方や受け取り方）の影響を受けることから、疲労やストレスの改善を行うとともに、認知の偏りを修正し、本来の自然な自己を回復させることを体系化した自己成長モデルです。

カウンセリング技法、人間の生き方に関心を持っている人、人の役に立ちたいと考えている人は、お気軽にＢＴＵの授業を体験してください。

脳から心を癒す

ストレスの要因である不安とか恐怖は、人生の中でこれに直面する可能性を予期して起きるものです。人間の身体は、このような心配事を抗重力筋によって表現しています。また、人間の展望的イメージは神経→筋回路の影響で表象として蘇らせています。つまり、われわれの過去や将来に対する時間的イメージは、骨格筋のコントロール信号に支配されているのです。

生理学者のチャールズ・ベルが示唆したように、筋肉→末梢神経→脳→末梢神経→筋肉から成り立つ複雑な回路が、絶え間なく反応を繰り返しています。また、ノーバート・ウィーナーは工学的な原理に従って、これらのシステムを解明しています。

骨格筋全体、とくに中枢神経との関係が密接な抗重力筋群の緊張を体系的に探し出し、突きとめていくことが必要になります。この評価法については、私が考案した筋バランスや筋緊張を視覚化したアローバランスグラフでアセスメントすることが可能です。

次に、抗重力筋の緊張を解放する臨床的介入です。これは、ストレスケア・カウンセラーによって、副交感神経を優位にするホメオストレッチの援助により解決していきます。

要するにストレスケア・カウンセラーの初期介入（導入期）では、相談者の持つ持続的で不必要なコントロール信号を発見して、不安を起こしている直接的な抗重力筋の原因にアプローチするものです。つまり、抗重力筋を慎重に操作することで、心を含む身体全体の働きをコントロールしていくことが可能になるのです。

例を挙げてみましょう。膝の下あたりをポンと軽打すると脚がピクッと反応する。膝蓋《しつがい》反射です。この膝蓋反射は緊張が強まればそれだけ大きく反応します。これと同様に、いつもイライラして腹を立てている人は全身性の緊張を持っているために、少しの刺激で大きな反応を起こすことになります。

この状態は、慢性的な骨格筋の緊張状態から主に起きています。ホメオストレッチ後に膝蓋骨反射をチェックすると緊張が軽減したことがわかります。

人間社会の不安や心配の直接的原因は、可能性を予期するために発生した筋緊張が直接的な影響を与えています。この予期された不安や心配を解消するには、骨格筋、特に抗重力筋のバランスを整え、緊張を緩和させることが極めて有効です。

このように、不安や心配などの心理社会的問題を扱う場合には、必ず筋システムの原因的な問題に介入することが重要になります。

安心と保護（＝幸福感）を与える

心の病を持った人に対して、家族が病気を治そうとして、その人を連れて相談に来られることがあります。頑張ったために心身ともに疲れ果ててしまって病気になったのに、それでも、家族の前で元気な自分を見せようとしています。

そして、今度は「病気を治すという目標」を与えられて頑張るのですが、治らないと、治らない自分をまた責めてしまうのです。その人には、心から休める場所がないのです。

家庭の人間関係で気が許せるような環境をつくらなければなりません。この場合、家族に必要なことは、まず、相手を理解することです。その人が病気であっても、家族であることに変わりはない、それ以上でも、それ以下でもないという態度で接してあげることが大切なのです。心が疲れているときに、知性や理性に働きかけてもうまくいきません。会社に行けない人に励ましの言葉がどれだけ効果があるか、人生に疲れている人に対して生きる価値を話してどれだけ意味があるかということです。

また、やさしく触れられるという行動は、相手から肯定的に受け止められていることの表れです。それを感じられることが、脳の発達はもちろん、人間の生存にとって、食欲や睡眠よりはるかに重要なのです。だからこそ、安心と保護感は幸福感とイコールで結ばれるのでしょう。生命の基本的欲求である集団欲（関係欲）は人間の命綱なのです。触れ合うことは、人生の手段ではなく、生きることの目的そのものなのです。ホメオストレッチは、疲労困憊した脳を回復させるために不可欠な安心感と保護感を与えていくことができます。

ストレス社会の新しい課題

驚くことに日本の抗不安剤・睡眠薬（ベンゾ系薬剤）の使用量は米国の6倍にもなり、長期常用者は相当数に上ると見られます。その結果、副作用に悩んでいる人は少なくありません。

うつ病の医療機関受診者は、１９９６年に43・３万人、２００２年は71・１万人、２００８年には１０４・１万人と増加の一途をたどっています。また、うつ病の人の医療機関の受診率は低く、実際のうつ人口はこれよりかなり多いと考えていいでしょう。

厚生労働省は2011年7月6日、「4大疾病」と位置付けて重点的に対策に取り組んできたがん、脳卒中、心臓病、糖尿病に新たに精神疾患を加えて「5大疾病」とする方針を決めました。うつ病や統合失調症などの精神疾患の患者は年々増え、5人に1人が一生のうちに精神疾患にかかる可能性があることを警告しています。

ストレス社会といわれて久しいのですが、改めてストレスの深刻さが浮き彫りにされるかたちとなりました。厚労省の2008年の調査では、糖尿病237万人、がん152万人などに対し、精神疾患は323万人にも上ります。精神疾患の要因にはさまざまな背景が考えられるのですが、人間形成のあり方、時代の変化や社会的影響、常に変化する自己や自己の周りとの関わりに対応するための適応能力を高めるために、自己成長へ向けての課題に取り組まなければなりません。

人間関係、仕事、不安感などの現代社会の特徴的ともいえる過度なストレッサーや持続的なストレッサーは、個人の持つ適応力の限界を疲弊させ、内部環境を調節する自律神経系、内分泌ホルモン系、免疫系、筋骨格系にストレス反応としてトラブルを引き起こすようになります。内部環境の疲労は、病気に限らず、日常的な生活上のさまざまな問題の直接的、間接的起因にもなっているのです。

本書でも取り上げた「靴下のかかとがすり減る」という現象は、適応力の限界を示すサインです。

本書が気分障害などのストレスケアに役立つだけではなく、自己成長への取り組み、心と体のありようを改めて考えるきっかけになれば、著者としてこれにまさる喜びはありません。

美野田　啓二

著者紹介

美野田啓二　ストレスケア教育のパイオニアBTU（バランスセラピーUniv.）代表。1956年生まれ。早稲田大学卒業、日本大学大学院前期博士課程修了。ストレスと心身の科学的研究に基づいた「バランスセラピー学」を創始。身体からアプローチするカウンセリング心理学の新領域を開き、ストレスケア・カウンセラーの人材育成を行う。「ホメオストレッチ（筋肉応用覚醒伸展法）」を考案。学校・福祉・医療機関・企業など導入先多数。日本行動療法学会会員、日本心身医学会会員、法務省福岡少年院面接委員。

BTU　http://www.btu.co.jp/
福岡本校：TEL.092-451-2456　東京本校：TEL.03-3456-0430
ストレスマネジメント研究所：TEL.0942-37-2010

見《み》た目《め》でわかる！
うつになる人《ひと》 ならない人《ひと》

2013年1月5日　第1刷

著　者　美《み》野《の》田《だ》啓《けい》二《じ》
発行者　小澤源太郎

責任編集　株式会社 プライム涌光
電話　編集部　03（3203）2850

発行所　株式会社 青春出版社
東京都新宿区若松町12番1号 〒162-0056
振替番号　00190-7-98602
電話　営業部　03（3207）1916

印刷　共同印刷　製本　大口製本

万一、落丁、乱丁がありました節は、お取りかえします。

ISBN978-4-413-03870-6 C0011